Peter Königs
Das Kokos-Buch

Peter Königs

Das Kokos-Buch

*Natürlich heilen und genießen
mit Kokosöl und Co.*

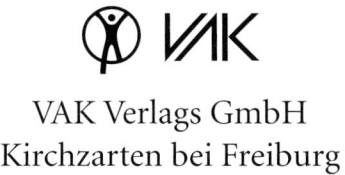

VAK Verlags GmbH
Kirchzarten bei Freiburg

Vorbemerkung des Verlags

Dieses Buch dient der Information über Methoden der Gesundheitsvorsorge und Selbsthilfe. Wer sie anwendet, tut dies in eigener Verantwortung. Autor und Verlag beabsichtigen nicht, Diagnosen zu stellen oder Therapieempfehlungen zu geben. Die hier beschriebenen Verfahren sind nicht als Ersatz für professionelle medizinische Behandlung bei gesundheitlichen Beschwerden zu verstehen.

Bibliografische Information der Deutschen Nationalbibliothek

Die Deutsche Nationalbibliothek verzeichnet diese Publikation in der Deutschen Nationalbibliografie; detaillierte bibliografische Daten sind im Internet über http://dnb.d-nb.de abrufbar.

VAK Verlags GmbH
Eschbachstraße 5
79199 Kirchzarten
Deutschland
www.vakverlag.de

© VAK Verlags GmbH, Kirchzarten bei Freiburg 2010
Lektorat: Nadine Weber, VAK
Umschlaggestaltung: Hugo Waschkowski, Freiburg
Layout: Karl-Heinz Mundinger, VAK
Fotos:
© Peter Königs: S. 12, 51, 89, 100, 102, 103, 104, 109, 111, 116, 117, 120, 122, 132, 136
© Microsoft ClipArts: S. 14, 20, 27, 29, 30, 34, 35, 38, 41, 45, 46, 57, 59, 67, 68, 72, 76, 77, 78, 81, 83, 85, 87, 92, 94, 95, 114, 124, 131
Fotolia: S. 10 © Leonid & Anna Dedukh; S. 16 © Roland Lux; S. 49 © flashpics; S. 54 © Sebastian Kaulitzki; S. 65 © SyB; S. 73 © Destonian; S. 97 © jan123; S. 107 © Daniel Ernst; S. 108 oben © swiftlets; S. 108 unten © Foodlovers; S. 119 © Dmitry Ersler; S. 126 © Tatiana Grozetskaya
Satz: Goar Engeländer, Bad Lippspringe
Druck und Bindung: Mediaprint, Paderborn
Printed in Germany
ISBN: 978-3-86731-075-8

Inhaltsverzeichnis

Kapitel 7 – Qualität und Quellen von Kokosöl 97

Kapitel 8 – Mehl und Wasser 113

Kapitel 9 – Rotes Palmöl 122

Kapitel 10 – Kokos- und Palmöl in der Küche 132

Anhang 143

Vorwort zur Neuauflage des Kokosbuchs

Das Thema Fett fasziniert mich seit Jahrzehnten. Obwohl die meisten Menschen eine fettarme Kost wenig delikat finden, werden viele Ernährungsberater und -mediziner nicht müde, genau dies zu empfehlen und vor dem äußerst spannenden, vielfältigen und lebensnotwendigen Nährstoff Fett zu warnen. Diese Diskrepanz verursacht bei den Menschen ein schlechtes Gewissen – und das ist nach meiner festen Überzeugung ein schlechter Ratgeber bei Tisch. Außerdem hat die Fettphobie der letzten vierzig Jahre die Menschen keineswegs gesünder oder schlanker gemacht. Schon daran lässt sich erkennen, dass die Maxime „fettarm" nicht der Weisheit letzter Schluss ist.

In den letzten fünf bis zehn Jahren musste man die Fette denn auch ein Stück weit rehabilitieren. Doch meist geschieht dies nur halbherzig: Während Olivenöl und andere Pflanzenöle aufgrund ihrer ungesättigten Fettsäuren den Segen der Ernährungswissenschaft erhielten, gelten tierische Fette, Kokosnuss- und Palmkernöl aufgrund ihrer vielen gesättigten Fettsäuren nach wie vor als ungesund. Die wissenschaftliche Datenlage für diese Meinung ist gelinde gesagt dünn – doch sie hat sich etabliert. Daher wird es bis heute nicht immer gern gehört, wenn jemand Positives über gesättigte Fette veröffentlicht. Peter Königs tut dies nicht zum ersten Mal. Schon in seinem ersten Buch setzte er sich vehement für das Kokosfett ein, das zu rund 90 Prozent aus gesättigten Fettsäuren besteht. Ich fand darin wichtige Anregungen und Hinweise für meine eigenen Bücher und Artikel.

Inzwischen sind mehrere Jahre vergangen, doch noch immer stehen die gesättigten Fettsäuren respektive das Kokosfett bei vielen auf dem Index. Daher freue ich mich, dass Peter Königs das Thema erneut aufgreift und sich mit seinem zweiten Kokosöl-Buch in die Diskussion einbringt. Dieses Mal formuliert er noch schärfer, wenn er die Vorteile hochwertiger Kokosöle herausstellt, und bringt auch persönliche Erfahrungen mit ein. Neu ist außerdem seine massive Kritik an jenen Pflanzenfetten, die reich an mehrfach ungesättigten Fettsäuren sind – also genau jenen, die uns vom Ernährungs-Establishment seit Jahrzehnten als gesund empfohlen werden.

Das Thema Fett ist wissenschaftlich noch längst nicht bis ins letzte Detail untersucht oder gar geklärt. Doch die kritischen Stimmen, zu denen auch dieses neue Buch gehört, müssen dringend gehört, diskutiert, geprüft und – sofern sie der Kritik standhalten – anerkannt und übernommen werden. So „funktioniert" Wissenschaft normalerweise. Beim Thema Fett hat man diesen Weg leider oft genug verlassen und stattdessen die (bezahlte?) Meinung einzelner „Experten" kritiklos als Stand der Erkenntnis akzeptiert.

Ich wünsche diesem Buch viele Leserinnen und Leser, denn die gesättigten Fette haben es verdient, dass wir sie endlich unvoreingenommen betrachten und ihren unbestreitbar wichtigen Platz in einer gesunden Ernährung anerkennen, nutzen und genießen. Bestes Kokosöl ist eine wunderbare Möglichkeit, dies zu tun.

Hünstetten (Taunus), im Juni 2010
Ulrike Gonder, Ernährungswissenschaftlerin

Vorwort von Peter Königs

Zuerst konnte ich es nicht glauben, als ein Freund mir empfahl, statt meiner geliebten ungesättigten Öle öfter mal Kokosöl zu verwenden, weil es sehr gesund sei. Kokosöl – das besteht doch fast nur aus gesättigten Fettsäuren? Und damals glaubte ich noch an die Märchen über gesättigte Fettsäuren. Aber seine Argumente machten mich trotzdem nachdenklich:

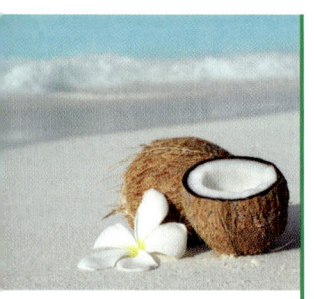

– Wieso sind in den Ländern, wo sehr viel Kokosöl benutzt wird, genau die Krankheiten so selten, die angeblich durch gesättigte Fettsäuren ausgelöst werden?
– Wieso enthält Muttermilch von Natur aus so viel von der gleichen gesättigten Fettsäure, die auch die Hälfte von Kokosöl ausmacht? Ungesunde Fette in so etwas Gesundem wie Muttermilch? Unwahrscheinlich.
– Wieso werden diese speziellen gesättigten Fettsäuren gerade bei Schwerkranken gezielt zur Ernährung eingesetzt? Und sogar bei Frühgeburten, um sie mit Energie zu versorgen und vor Infektionen zu schützen?
– Weshalb verwenden Sportler sie schon seit einiger Zeit zur Leistungssteigerung?
– Und warum werden sie empfohlen, um Übergewicht abzubauen?

Auch wenn ich noch nicht überzeugt war, so wurde ich doch zumindest nachdenklich und ging der Sache auf den Grund.

Schnell fiel mir auf, dass es – wie so oft, wenn es um Ernährung geht – viel Widersprüchliches und viele Missverständnisse gibt. Einerseits wird gebetsmühlenartig die Meinung vertreten, gesättigte

Fettsäuren seien ungesund: „Das weiß doch jeder!" Andererseits konnte diese Behauptung nie belegt werden. Selbst die Auswertung von mehr als 1.700 Studien zu diesem Thema konnte dafür keine Nachweise erbringen. Die Behauptung war schlicht und einfach aus der Luft gegriffen. Stattdessen zeigen immer mehr Untersuchungen, dass nicht alle gesättigten Fettsäuren die gleiche Wirkung haben. Die meisten haben schlimmstenfalls weder Vor- noch Nachteile, und es gibt welche, die sehr gut für uns sind – nämlich genau die, die sich vor allem in Kokosöl finden.

Und noch etwas stellt sich langsam heraus: Entgegen der gängigen Meinung sind die *ungesättigten* Fettsäuren in Wahrheit lange nicht so gesund, wie bisher angenommen wurde. In immer mehr Staaten werden einige – die künstlich erzeugten Transfette – inzwischen sogar für den menschlichen Verzehr verboten. Und selbst die mehrfach ungesättigten essenziellen Fettsäuren sind nicht ungefährlich, wenn man davon mehr als nötig zu sich nimmt. Und das machen viele.

Neue Erkenntnisse

Mein erstes Buch zum Thema Kokosöl erschien vor sieben Jahren. Inzwischen gibt es wichtige neue Erkenntnisse, sodass die neue Auflage doppelt so dick geworden ist. So weiß man heute, dass Kokosöl häufig die schleichende Verschlechterung von Morbus Alzheimer und anderen Nervenkrankheiten verlangsamen oder sogar stoppen kann. Auch von deutlichen Besserungen wird berichtet.

Und es ist inzwischen noch deutlicher geworden, dass sich kein anderes Öl so positiv auf unsere Gesundheit auswirkt. Es gibt zwar andere Fettsäuren, die in geringen Mengen benötigt werden oder für bestimmte Anwendungen geeignet sind. Aber nur Kokosöl kann den Großteil unseres Fettbedarfs decken und uns *gleichzeitig viele gesundheitliche Vorteile liefern*. Es gibt kaum etwas Besseres für Ihre Gesundheit, als die meisten Fette und Öle, die Sie bisher verwendet haben, durch Kokosöl zu ersetzen.

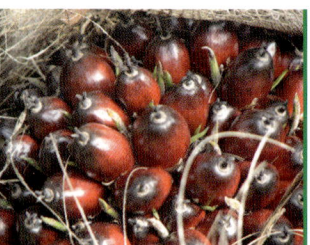

Neben Kokosöl soll allerdings noch ein zweites, in Europa lange vergessenes Öl und seine hervorragenden gesundheitsfördernden Eigenschaften besprochen werden: Rotes Palmöl. Sein Gehalt an bemerkenswerten ungewöhnlichen Vitaminen und anderen Nährstoffen macht es zu einem hervorragenden Mittel zur Verhinderung und Besserung diverser Krankheiten und zu einer idealen *Ergänzung* zum Kokosöl.

Wenig Alternativen

Im ersten Teil geht es vor allem darum, wie ungesund viele pflanzliche Öle sind, um zu erläutern, warum es kaum Alternativen zu Kokosöl gibt. Selbst wenn Kokosöl nicht so viele gesunde Eigenschaften hätte, sondern nur neutral wirken würde, wäre es immer noch wesentlich besser für den Verzehr geeignet als die meisten anderen pflanzlichen Öle, die man nach heutigem Wissen eher als gefährlich bezeichnen muss. Und da Kokosöl darüber hinaus mit einer Reihe sehr gesunder Eigenschaften aufwarten kann, sollte es ein Bestandteil der täglichen Ernährung sein.

Canggu (Bali), 1. August 2010
Peter Königs

Kapitel 1 – Es war einmal ...

… Und das ist noch gar nicht so lange her. Da zog Weston Price, ein junger Zahnarzt, in die Welt hinaus. Er hatte sich gewundert, warum in seiner Praxis in Ohio so viele Patienten schlechte Zähne hatten und warum sie überhaupt so krank waren.

Er reiste nach Alaska und nach Feuerland, in die Schweizer Alpen und zu den Hunza im Himalaja, in die Karibik und den Südpazifik. Es war um 1930 und in diesen abgelegenen Gegenden gab es Menschen, die sich noch immer so ernährten, wie es ihre Vorfahren seit unzähligen Generationen getan hatten. Und alle hatten bessere Zähne und waren viel gesünder, als er es aus Ohio kannte. Dabei war es egal, ob sie sich, wie in Alaska, fast nur von Fleisch, Fisch und Fett ernährten, oder wie in den Anden fast nur von Getreide und Gemüse. Hauptsache, es war die gleiche Ernährung wie bei ihren Vorfahren.

Doch dieser Teil seiner Geschichte wird an anderer Stelle ausführlich erzählt.[1] Hier geht es darum, was Weston Price auf seinen Reisen herausfand: Wer sich traditionell ernährte – vor allem mit Fisch, Gemüse, Taro-Wurzeln und viel Kokosnuss –, wer also mit der Nahrung viele dieser speziellen *gesättigten* Fettsäuren zu sich nahm, war ungewöhnlich gesund, schlank und vital. Price stieß fast nie auf die Krankheiten, die den gesättigten Fettsäuren angekreidet werden, wie Arteriosklerose, Herzinfarkt, Schlaganfall und Übergewicht. Diese fand er nur in den Hafenstädten der Inseln, wo bereits die „moderne" Ernährung Einzug gehalten hatte und wo die Kokosnuss inzwischen als unmodern galt.

> Traditionelle Ernährungsformen sind meist gesünder als moderne.

Studien belegen die Beobachtungen von Price

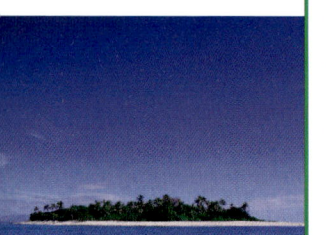

Anfang der 1960er-Jahre begann eine Studie auf den zwei kleinen Pazifikinseln Pukapuka und Tokelau, die mehr als zehn Jahre andauerte und an der alle 2500 Bewohner teilnahmen. Auf diesen abgelegenen Inseln hatten sich die Ernährungsgewohnheiten seit Jahrhunderten kaum verändert; Mehl, Reis und Zucker gab es nur sehr selten. Meist aß man wie schon immer: Fisch, ein paar Früchte, einige Wurzelgemüse, ab und zu wurde ein Huhn oder ein Schwein geschlachtet. Und immer gab es Kokosnuss, täglich, zu praktisch jeder Mahlzeit – also ziemlich viel Fett.

Trotz – oder besser: Gerade wegen dieser Ernährungsweise – waren alle außergewöhnlich gesund. Der Cholesterinspiegel der Inselbewohner war normal, sie waren schlank und vital – so wie es auch Price 30 Jahre zuvor auf anderen Inseln in dieser Gegend festgestellt hatte.[2]

Gesund, obwohl gesättigte Fette mehr als die Hälfte der täglichen Kalorien ausmachen

Die *Deutsche Gesellschaft für Ernährung* (DGE) empfiehlt, dass wir 30 Prozent unserer Ernährung aus Fett beziehen und gesättigte Fettsäuren weniger als zehn Prozent davon ausmachen sollen. Das wussten die Tokelauaner nicht – bei Ihnen lieferte Fett 57 Prozent der Energie. Und dieses bestand vor allem aus dem gesättigten Kokosöl und nur zu einem kleinen Anteil aus den ungesättigten Omega-3-Fetten, die im Fisch enthalten sind.

Auf Pukapuka sah es etwas anders aus. Hier lieferte Fett nur 35 Prozent der Energie, aber auch hier hätte der hohe Anteil an gesättigten Fettsäuren die DGE erschaudern lassen. Doch, wie gesagt, es gab auf beiden Inseln kaum Erkrankungen und vor allem ließen sich eben gerade jene nicht nachweisen, die den gesättigten Fettsäuren angekreidet werden.

Ausgewandert und erkrankt

Waren die Insulaner immun gegen solche Krankheiten? Offenbar nicht. Es gab immer wieder Inselbewohner, die nach Neuseeland auswanderten. Dort nahmen sie weniger Fett zu sich, vor allem weniger gesättigte Fettsäuren, und stattdessen aßen sie „moderne Zivilisationskost", also vor allem mehr Mehl, Zucker, Reis und ungesättigte Öle. Sie entwickelten die verschiedensten Krankheiten, die eigentlich den gesättigten Fettsäuren zugeschrieben werden.[3]

Immun waren die Inselbewohner also nicht; daran konnte es nicht liegen. Es drängt sich also die Frage auf: Sind diese speziellen gesättigten Fettsäuren vielleicht doch nicht so ungesund?

Wie frei erfundener Unsinn zum wissenschaftlichen Standard wird

Zweifellos beeinflusst unsere Ernährung die Gesundheit. Je weiter sich unsere Gewohnheiten von der noch recht natürlichen Ernährung unserer Vorfahren entfernen, umso mehr nehmen die chronisch-degenerativen Krankheiten wie Diabetes, Herz-Kreislauf-Krankheiten, Krebs und andere zu.

Während man eine ganze Reihe von Gründen für diese Entwicklung verantwortlich machen kann, hätten sich viele Gesundheitsprobleme vermeiden lassen, wenn man nicht seit den 1950er-Jahren drei falsche Schlussfolgerungen gezogen und daraus ungesunde Ernährungsempfehlungen abgeleitet hätte.

> Die manipulierten Studiendaten des Ernährungsforschers Ancel Keys ruinieren die Gesundheit von Millionen Menschen.

1. Fehler: Der Ernährungsforscher Ancel Keys entwickelte in den 1950er-Jahren die sogenannte Fett-Hypothese. Seine Behauptung: In Ländern, in denen viele gesättigte Fettsäuren konsumiert werden, gibt es mehr Herz-Kreislauf-Krankheiten. Um diese Behauptung zu belegen, manipulierte er kurzerhand die ihm zur Verfügung stehenden Daten, weil sie seiner These widersprachen. Obwohl viele Forscher sich gegen den von ihm frei erfundenen Unsinn stellten, wurde seine Behauptung übernommen und führte dazu, dass seitdem gesättigte Fette als ungesund galten. Und obwohl inzwischen in mehr als 1.700 Studien versucht wurde, seine Idee wissenschaftlich zu belegen, ist dies nie gelungen und eigentlich gilt sie heute als widerlegt. Sie hält sich aber immer noch hartnäckig in den Köpfen vieler Menschen, einschließlich Therapeuten und Ernährungsberatern, die es spätestens seit der Veröffentlichung einer großen Meta-Studie im *British Medical Journal* im Jahr 2001 eigentlich besser wissen müssten.[4] Diese und andere Untersuchungen belegten immer wieder, wie unhaltbar Keys Behauptungen sind.[5]

2. Fehler: Weil gesättigte Fette als ungesund galten, wurde die Verwendung von tierischen Fetten und damit von fetthaltigem Fleisch als ungesund angesehen. Stattdessen wurde empfohlen, den Kalorienbedarf besser durch stärkereiche Kohlenhydrate (vor allem Getreideprodukte) zu decken. Der Konsum dieser hoch glykämischen Nahrungsmittel trug seitdem zu einer drastischen Zunahme der Erkrankungen an Typ-2-Diabetes bei und förderte auch weitere Auswirkungen des metabolischen Syndroms, wie Herz-Kreislauf-Krankheiten und viele andere.

3. Fehler: Neben den tierischen Fetten galten seitdem auch andere gesättigte Fette – vor allem Tropenöle – als ungesund. Stattdessen galten nun andere pflanzliche Öle als gesund, sofern sie einen hohen Anteil an ungesättigten Fettsäuren enthielten.

Aber es tauchten einige Probleme auf, als man dieses Fette nun als Ersatz verwenden wollte: Die ungesättigten Fettsäuren sind z. B. schon bei niedrigen Temperaturen flüssig, werden schnell ranzig und lassen sich nicht gut hoch erhitzen. Sie waren für die Nahrungsmittelindustrie so nicht verwendbar und eigneten sich nicht als Brotaufstrich.

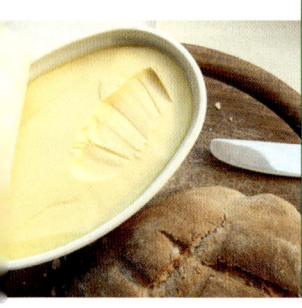

Die Lösung: Man härtete diese Öle. Mit anderen Worten: Man machte aus einem Teil der ungesättigten Fettsäuren der Pflanzenöle gesättigte Fettsäuren, weil nur diese die gewünschten Eigenschaften hatten. Man produzierte also eine künstliche Version dessen, was man vorher verteufelt hatte.

Den Konsumenten erzählte man dies jedoch nicht, sondern verkaufte ihnen diese unnatürlichen gehärteten Fette als etwas sehr Gesundes. Dass „Pflanzenfette, teilweise gehärtet" viele gesättigte Fettsäuren enthielten, hätte nicht zum Image dieser Kunstprodukte gepasst.

Mit Einschränkungen hätten diese Fette vielleicht wirklich nicht unbedingt ungesund sein müssen, wären nicht bei der industriellen Herstellung äußerst schädliche künstliche Stoffe entstanden, die sogenannten *Transfette*. Sie sind so ungesund, dass inzwischen immer mehr Staaten ihre Verwendung verboten oder zumindest drastisch eingeschränkt haben. Aber mehr als 50 Jahre lang wurden uns Fette als äußerst gesund verkauft, die diese extrem ungesunde Substanz enthielten, mit kaum abschätzbaren Folgen für die Gesundheit. Und auch heute noch finden sie sich in sehr vielen Lebensmitteln. Sie entstehen, wenn ungesättigte Öle chemisch gehärtet oder stark erhitzt werden.

Ein Großteil der Zunahme an Herz-Kreislauf-Erkrankungen, Krebs, Diabetes und anderen Krankheiten ist auf die Verwendung dieser künstlich erzeugten Transfette zurückzuführen. Also letztlich darauf, dass die Verwendung von tierischen Fetten und tropischen Ölen eingeschränkt wurde und stattdessen ungesättigte Pflanzenöle verwendet wurden und noch immer werden.

Um diese Zusammenhänge zu verstehen und um zu erläutern, warum Kokosöl tatsächlich eine gesunde Alternative bietet, müssen wir näher auf Fettsäuren und ihre Eigenschaften eingehen und in diesem Zusammenhang auf die potenziellen Gefahren bei der Verwendung anderer Öle hinweisen.

Die Verbraucher wurden wieder einmal in die Irre geführt ...

... und ohne Rücksicht auf ihre Gesundheit den sehr schädlichen Transfetten ausgesetzt.

Kapitel 2 –
Vorsicht, ungesättigtes Öl!

Öle werden ab einem für das jeweilige Öl typischen Temperatur-bereich hart und werden dann als Fett bezeichnet. Chemisch sind Fett und Öl gleich.

Fett ist nicht gleich Fett

Fette und Öle bestehen aus Triglyzeriden: Je drei (tri) Fettsäuren sind über einen sogenannten Glyzerinrest miteinander verbunden. Das können ganz unterschiedliche Fettsäuren sein, oft sind es jedoch drei gleiche.

Bei der Verdauung werden Fette in Fettsäuren aufgespalten.

Fette und Öle werden – vereinfacht gesagt – während der Verdauung in Glyzerin und diese drei Fettsäuren zerlegt. Um die Wirkungen der Fette und Öle zu verstehen, müssen die unterschiedlichen Wirkungen der verschiedenen Fettsäuren verstanden werden. Dann wird auch verständlich, warum Kokosöl so ungewöhnlich und so gesund ist.

Fette und Öle enthalten in der Natur Mischungen verschiedener Fettsäuren. Wenn ein Öl reich an einzelnen Fettsäuren ist, so bedeutet dies keinesfalls, dass es nur daraus besteht. Man muss also immer alle Fettsäuren eines Öls beachten, will man die Wirkungen und Gefahren eines Öls einschätzen.

Die folgende Grafik gibt einen Überblick über die Zusammensetzung einiger Ölsorten und zeigt, wie unterschiedlich die Anteile der verschiedenen Fettsäuren sind.

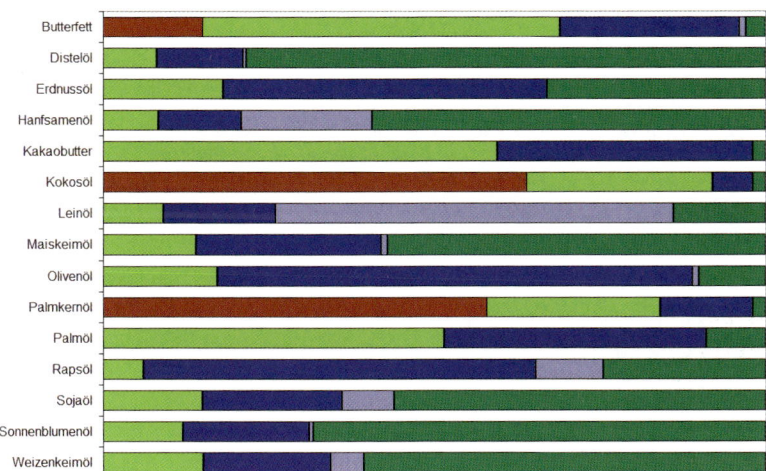

Fettsäurenzusammensetzung einiger wichtiger Fett- und Ölsorten:

Braun: kurz- und mittelkettige gesättigte Fettsäuren
Hellgrün: langkettige gesättigte Fettsäuren
Blau: die einfach ungesättigte Fettsäure Ölsäure
Hellblau: die mehrfach ungesättigte Fettsäure Omega-3
Dunkelgrün: die mehrfach ungesättigte Fettsäure Omega-6

So sind Fettsäuren aufgebaut

Die Eigenschaften und Wirkungen der Fette und Öle lassen sich nur verstehen, wenn wir eine Vorstellung vom Aufbau der vielen verschiedenen *Fettsäuren* haben, denn ihr unterschiedlicher Aufbau bedingt ihre ebenso unterschiedlichen Eigenschaften, von sehr gesund bis sehr schädlich.

Dabei sind vor allem vier Eigenschaften von Interesse:
– Wie lang sind die Moleküle der Fettsäuren?
– Sind die Fettsäuren gesättigt oder sind sie einfach oder mehrfach ungesättigt?
– Bei den ungesättigten ist es wichtig zu unterscheiden, ob sie in der natürlichen, gekrümmten „Cis-Form" oder in der unnatürlichen, geraden „Trans-Form" vorliegen.
– Neigen die Fettsäuren dazu, freie Radikale zu bilden?

Diese Punkte sind wichtig, denn viele Laien – aber auch viele „Experten" – beurteilen Fette nur danach, ob sie gesättigt oder ungesättigt sind. Dabei ist diese Eigenschaft in Wirklichkeit nicht ausschlaggebend dafür, ob ein Öl gesund ist oder nicht! Denn manche gesättigten Fettsäuren sind sehr gesund, während manche ungesättigten äußerst schädlich sind.

Je nach Aufbau haben die Fettsäuren spezifische Eigenschaften. Sie unterscheiden sich nicht nur chemisch und physikalisch, sondern werden zum Teil sehr verschieden vom Körper verstoffwechselt und haben unterschiedliche gesundheitliche Wirkungen.

Kaum jemand kennt sich bei Fetten aus. Auch Therapeuten und Ernährungsberater liegen oft völlig falsch.

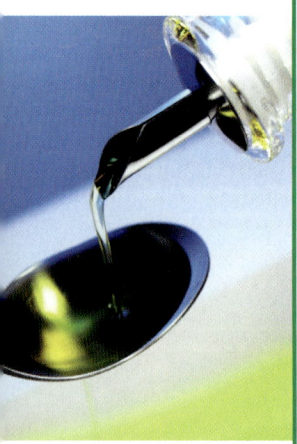

Die Länge: kurz-, mittel- und langkettige Fettsäuren

Eine Fettsäure besteht vor allem aus einer Kette von Kohlenstoffatomen (C), an denen Wasserstoffatome (H) hängen. Ist diese Kette bis zu sechs Atome lang, spricht man von einer kurzkettigen Fettsäure. Bei einer Länge von acht bis zwölf Atomen spricht man von mittelkettigen und bei längeren Aneinanderreihungen von langkettigen Fettsäuren.

Wichtig zu wissen ist: Die Eigenschaften einer Fettsäure hängen auch von ihrer Länge ab.

Wichtige kurzkettige Fettsäuren:

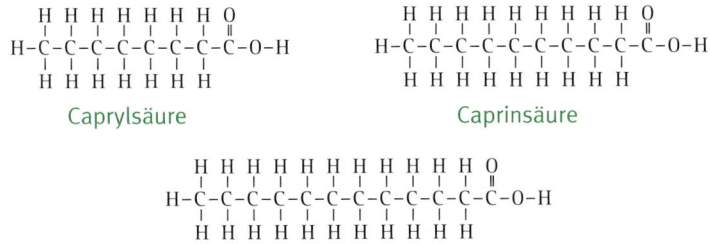

```
    H H H O
    | | | ‖
H–C–C–C–C–O–H
    | | |
    H H H
```
Buttersäure

```
    H H H H H O
    | | | | | ‖
H–C–C–C–C–C–C–O–H
    | | | | |
    H H H H H
```
Capronsäure

Wichtige mittelkettige Fettsäuren:

```
    H H H H H H H O
    | | | | | | | ‖
H–C–C–C–C–C–C–C–C–O–H
    | | | | | | |
    H H H H H H H
```
Caprylsäure

```
    H H H H H H H H H O
    | | | | | | | | | ‖
H–C–C–C–C–C–C–C–C–C–C–O–H
    | | | | | | | | |
    H H H H H H H H H
```
Caprinsäure

```
    H H H H H H H H H H H O
    | | | | | | | | | | | ‖
H–C–C–C–C–C–C–C–C–C–C–C–C–O–H
    | | | | | | | | | | |
    H H H H H H H H H H H
```
Laurinsäure

Wichtige langkettige Fettsäuren:

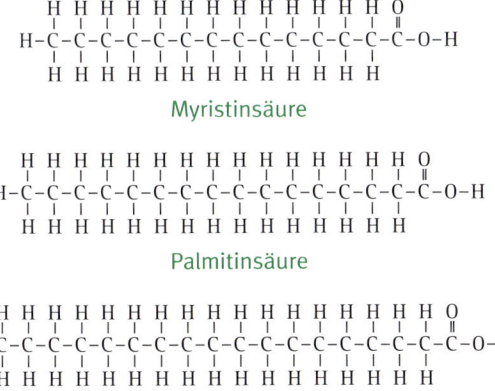

```
    H H H H H H H H H H H H H O
    | | | | | | | | | | | | | ‖
H–C–C–C–C–C–C–C–C–C–C–C–C–C–C–O–H
    | | | | | | | | | | | | |
    H H H H H H H H H H H H H
```
Myristinsäure

```
    H H H H H H H H H H H H H H H O
    | | | | | | | | | | | | | | | ‖
H–C–C–C–C–C–C–C–C–C–C–C–C–C–C–C–C–O–H
    | | | | | | | | | | | | | | |
    H H H H H H H H H H H H H H H
```
Palmitinsäure

```
    H H H H H H H H H H H H H H H H H O
    | | | | | | | | | | | | | | | | | ‖
H–C–C–C–C–C–C–C–C–C–C–C–C–C–C–C–C–C–C–O–H
    | | | | | | | | | | | | | | | | |
    H H H H H H H H H H H H H H H H H
```
Stearinsäure

Die langkettigen Fettsäuren speichern sehr viel Energie auf kleinem Raum. Sie haben also die größere „Energiedichte". Die meisten pflanzlichen und tierischen Fette bestehen deshalb vorwiegend aus langkettigen Fettsäuren. Ein hoher Anteil kurz- und mittelkettiger Fettsäuren findet sich vor allem in Butterfett, Palmkern- und Kokosöl.

> Langkettige Fette speichern viel Energie, brauchen wenig Platz.

Gesättigte und ungesättigte Fettsäuren

Eine weitere Eigenschaft der Fettsäuren ist ihre Sättigung. Jedes Kohlenstoffatom hat vier „Arme". Bei den gesättigten Fettsäuren sitzen an zwei von vier Armen Wasserstoffatome (außer an den beiden Enden der Ketten), die beiden anderen Arme sind mit je einem benachbarten Kohlenstoffatom verbunden.

Bei den ungesättigten Fettsäuren sitzt dagegen an zwei oder mehr benachbarten Stellen nur je ein Wasserstoffatom am Kohlenstoffatom. Dadurch haben diese benachbarten Atome je einen „Arm" frei, mit dem sie sich aneinander „festhalten" können.

Doppelbindung an *einer* Stelle: Einfach ungesättigte Fettsäure

Doppelbindung an *mehreren* Stellen: Mehrfach ungesättigte Fettsäure

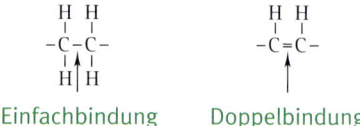

Einfachbindung   Doppelbindung

Wichtige einfach ungesättigte Fettsäure

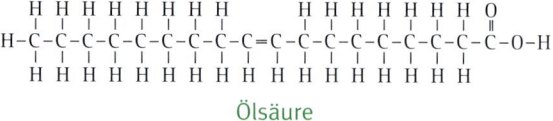

Ölsäure

Wichtige mehrfach ungesättigte Fettsäure

Linolsäure

Gesättigt ist nicht gleich gesättigt

Lange wurde angenommen, dass alle gesättigten Fettsäuren ungesund und das ungesättigte Fettsäuren gesund sind. So einfach ist es jedoch nicht. Ob eine Fettsäure als gesund oder als ungesund gilt, wurde früher häufig daran festgemacht, ob sie den Cholesterinspiegel erhöht. Das war jedoch viel zu kurz gedacht, vor allem aus zwei Gründen:

1. Es gibt (außer bei erblicher Hypercholesterinämie) keinen deutlichen Zusammenhang zwischen der Höhe des Cholesterinspiegels, der Neigung zu bestimmten Krankheiten und der Lebenserwartung. Nur weil etwas den Cholesterinspiegel ansteigen lässt, muss es nicht ungesund sein.

   Inzwischen kommt man immer mehr davon ab, einen hohen Cholesterinspiegel als Risikofaktor zu betrachten. Zum Beispiel werden bezüglich Herz-Kreislauf-Erkrankungen inzwischen andere Faktoren wie der Homocysteinspiegel und chronische Infektionen als deutlich wichtiger angesehen. Was an sich nicht verwundert, da Cholesterin vom Körper zwar unter anderem als Reparatursubstanz verwendet wird und daher in manchen arteriosklerotischen Ablagerungen auftaucht, aber selbst nicht die Ursache des Schadens ist.

   > Ein niedriger Cholesterinspiegel hat mit guter Gesundheit nichts zu tun.

2. Viel wichtiger ist jedoch: Konzentriert man sich – wie bei den meisten Untersuchungen zu diesem Thema – nur auf den völlig nebensächlichen Cholesterinspiegel, übersieht man die positiven Wirkungen vieler Fettsäuren. Gerade bei den gesättigten mittelkettigen Fetten findet sich nämlich Erstaunliches: Sie regen den Stoffwechsel an, wirken gegen viele Viren, gegen bestimmte Bakterien und Pilze, steigern die Leistungsfähigkeit, sind leicht verdaulich und stärken das Immunsystem, um nur einige Wirkungen zu nennen. Auf diese positiven Wirkungen müsste man verzichten, würde man die mittelkettigen Fettsäuren aus Angst vor einer Wirkung auf den Cholesterinspiegel meiden.

   > Falsche Forschungsansätze führen zu unsinnigen Ergebnissen.

Freispruch für die gesättigten Fettsäuren

Aber nicht nur die mittelkettigen Fettsäuren erweisen sich inzwischen keineswegs als ungesund. Auch die lange verteufelten langkettigen, die sich vor allem in tierischen Fetten finden, wurden inzwischen von jedem Verdacht freigesprochen. Eine Ernährung, die reich an langkettigen Fettsäuren ist, steigert keinesfalls das Risiko für Herz-Kreislauf-Erkrankungen und trägt – bei gleichem Energieverzehr – auch nicht zu Übergewicht bei.[1, 2, 3, 4]

Ungesättigte Fettsäuren – längst nicht so gesund wie angenommen

Zwei ungesättigte Fettsäuren gelten allgemein als essenziell, weil sie zwar lebenswichtig sind, aber von unserem Körper nicht selbst gebildet werden können: Omega-3 und Omega-6. Viele waren und sind der Meinung, dass es deshalb gut wäre, viel von diesen ungesättigten Fettsäuren zu sich zu nehmen.

Es hat sich aber inzwischen herausgestellt: *Die ungesättigten Fettsäuren sind keineswegs so uneingeschränkt gesund, wie man lange geglaubt hat.* Und wir benötigen längst nicht so viel davon, wie uns suggeriert wurde. Im Gegenteil, wenn wir davon mehr als nur wenige Gramm täglich zu uns nehmen, überwiegen die Nachteile.

Ungesättigte Fettsäuren sind vor allem aus vier Gründen problematisch:

– Sie neigen zur Bildung giftiger Transfette.
– Sie entwickeln bei Erhitzung giftiges HNE (4-Hydroxynonenal).
– Sie neigen zur Bildung gefährlicher freier Radikale.
– Omega-6 unterdrückt die Verwertung von Schilddrüsenhormonen.

> Selbst wenn etwas lebenswichtig ist, muss viel davon nicht „viel helfen". Denn zu viel ist immer ungesund, besonders bei den essenziellen Fettsäuren.

Vorsicht, sehr gefährlich: Transfette

Es gibt zwei Formen von ungesättigten Fettsäuren: Die natürliche Cis-Form und die – vor allem bei der chemischen Härtung und bei starker Erhitzung künstlich erzeugte – Trans-Form. Bei der Cis-Form stehen die Wasserstoffatome (H) an der Doppelbindung nahe beieinander und stoßen sich deshalb gegenseitig ab.

cis-Form

Die Kette wird dadurch gebogen, es entsteht ein Knick von etwa 40 Grad. Daher sind die Abbildungen der Struktur nicht ganz korrekt. Die doppelt ungesättigte Linolsäure sieht eigentlich so aus:

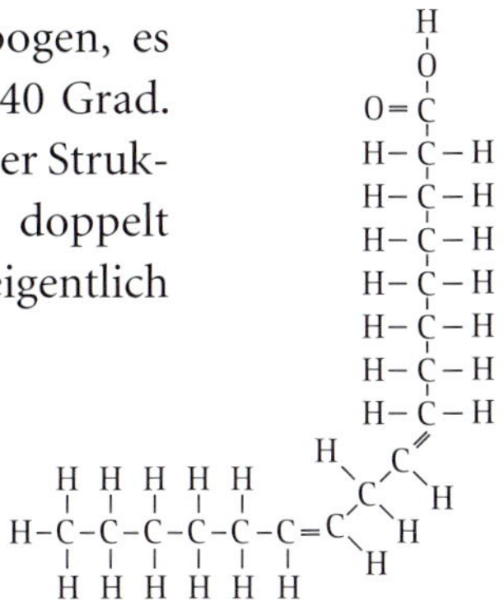

Linolsäure

Bei chemischer Härtung oder langer starker Erhitzung von Ölen wird die Position dieser Wasserstoffatome verändert. Sie stehen sich nun gegenüber, sind viel weiter voneinander entfernt, stoßen sich nicht mehr ab. Deshalb entsteht kein „Knick", das Fettsäuremolekül ist gerade.

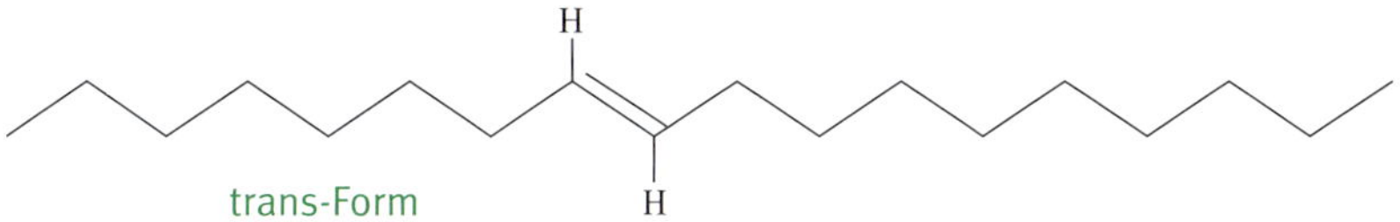

trans-Form

Zum Beispiel nimmt die Linolsäure diese Form an:

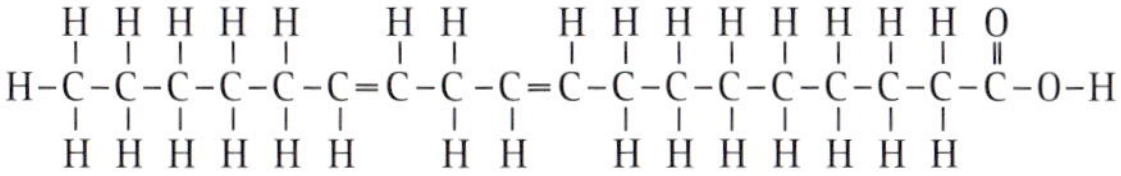

trans-Linolsäure

Die Trans-Linolsäure ist zwar nach wie vor eine doppelt ungesättigte Fettsäure, sie hat jedoch eine völlig andere Form als die natürliche Cis-Linolsäure. Man kann sich leicht vorstellen, dass diese unnatürliche Form im Körper eine ganz andere Wirkung hat als die gebogene Form. Werden Transfette zum Beispiel in Zellwände eingebaut – die schließlich vor allem aus Fett bestehen –, werden die Zellwände viel durchlässiger, mit fatalen Folgen für die Stabilität und Gesundheit der Zellen.

Nicht nur die Zusammensetzung, auch die Form spielt eine Rolle.

Diese künstlich erzeugten Transfette sind aus diesem und vielen anderen Gründen außerordentlich gesundheitsschädlich und müssten eigentlich als Giftstoffe verboten werden, ja, sie dürften gar nicht in unserer Nahrung auftauchen. Es gibt nicht einmal eine Untergrenze, ab der sie als unschädlich gelten könnten. Schon kleinste Mengen können großen Schaden anrichten, besonders, wenn sie tagtäglich aufgenommen werden.

Verschärfend kommt hinzu, dass Transfette ausgesprochen langsam abgebaut werden. Während Cisfette innerhalb von 18 Tagen zur Hälfte abgebaut sind, dauert dies bei Transfetten fast dreimal so lange, nämlich 51 Tage. Nach 51 Tagen enthält Ihr Körper also noch die Hälfte der Transfette, die Sie heute zu sich genommen haben, nach 102 Tagen immerhin noch ein Viertel. Erwarten Sie also nicht, dass die Nachwirkungen dieses Gifts sich innerhalb weniger Tage bessern; es verbleibt sehr lange im Körper und richtet entsprechend lange Schäden an.

Das Fatale: Die Nahrungsmittelindustrie verwendet nach wie vor riesige Mengen an transfetthaltigen Ölen und sie kommen daher in vielen Produkten vor. Deshalb kann man nicht genug vor diesen gefährlichen Fetten warnen und sollte alles unternehmen, sie nicht zu konsumieren.

Sie sind so gefährlich, dass die Weltgesundheitsorganisation WHO bereits 1978 ihre Mitgliedsländer dringend ersuchte, ihre Verwendung in Nahrungsmitteln verbieten zu lassen. Da die Lebensmittelindustrie aber keine billige Alternative für dieses Gift finden konnte und man die Profite der Pflanzenölindustrie nicht zu schmälern wagte, hat man die Öffentlichkeit weiterhin fehlinformiert und ihnen die giftigen teilgehärteten pflanzlichen Öle und Margarinen als gesundheitsfördernd angepriesen – wider besseres Wissen.

Erst jetzt, mehr als 30 Jahren nach der WHO-Empfehlung, ist die Verwendung von transfetthaltigen Nahrungsmitteln in einigen Staaten verboten oder zumindest eingeschränkt worden. In manchen Ländern muss inzwischen der Gehalt an Transfetten in abgepackten Nahrungsmitteln auf dem Etikett angegeben werden. Leider wird auch hier oft der Konsument bewusst falsch informiert. So muss in den USA zwar auf der Verpackung der Gehalt an Transfetten angegeben

Schon kleinste Mengen sind bei häufigem Verzehr äußerst gesundheitsschädlich. Transfette werden viel langsamer im Körper abgebaut als ihre Cis-Variante.

Die WHO hat schon vor mehr als 30 Jahren vor Transfetten gewarnt, doch niemand wollte die Hersteller einschränken.

werden – *aber nur, wenn pro Portion mehr als 0,5 Gramm Transfette enthalten sind.* Sonst kann dieses Nahrungsmittel als transfett*frei* bezeichnet und entsprechend beworben werden – gerne mit einem großen Aufkleber: „0 % Transfette".

Aber wenn man weiß, dass schon die geringe Menge von 2–3 g täglich gefährlich sind, stellt sich die Frage: Was ist, wenn ich über den Tag verteilt z. B. zwei Portionen Plätzchen (2 x 0,5 g Transfette), eine Portion Chips (0,5 g), eine Portion Instantsuppe (0,5 g), etwas Frittiertes (meist deutlich mehr als 0,5 g) zu mir nehme? Und wer isst schon nur eine Portion Chips … Das sind weniger als 30 g, also nicht mal 20 Chips. Da kommt man bei „normaler" Ernährung leicht in einen Bereich von mehr als 5 g, in dem die Gefahr von Diabetes, Herz-Kreislauf-Erkrankungen, Fehlgeburten und anderen Gesundheitsproblemen drastisch erhöht ist.

Laut verschiedener Untersuchungen werden je nach Konsumgewohnheiten oft Mengen von mehr als 15 g täglich aufgenommen, also deutlich mehr als die vielleicht gerade noch tolerierbaren 2–3 g. Und es bekommen selbst jene viel von diesen Schadstoffen ab, die versuchen, sich mit Margarine und pflanzlichen Ölen, die reich an ungesättigten Fettsäuren sind, gesund zu ernähren.

Aber auch viele Kinder und „Junk Food"-Fanatiker werden diesen Transfetten überproportional ausgesetzt. Sie konsumieren leicht große Mengen, da sie sich häufig in Produkten wie zum Beispiel Nuss-Nugat-Aufstrich, Pommes frites, Backwaren, Schmelzkäse und allen möglichen Fertiggerichten finden.

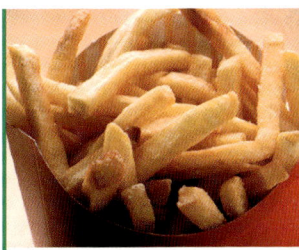

Eine ergiebige Transfettquelle: Industrienahrung, sogenanntes „Junk Food".

Selbst Säuglinge, die gestillt werden, sind nicht vor ihnen geschützt. Je mehr Transfette die Mutter konsumiert, umso größer ist der Gehalt in der Muttermilch. Da sie sogar in die Zellwände der Gehirnzellen eingebaut werden, kann dies ganz besonders zu Entwicklungsschäden führen.

Würde statt der ungesättigten Fettsäuren mehr Kokosöl – oder andere weitgehend gesättigte natürliche Fette wie Butter – verwendet, wäre diese Gefahr wesentlich geringer.

In manchen Staaten gibt es, wie erwähnt, inzwischen Einschränkungen. Allerdings scheint man dabei noch ein Problem großzügig zu übersehen: Bei der Erhitzung ungesättigter Öle bzw. von Ölen, die zumindest einen Anteil ungesättigter Fettsäuren enthalten, entstehen bei langer oder starker Erhitzung ebenfalls Transfette, selbst wenn dieses Öl vor der Erhitzung noch keine enthielt. So ist man z. B. in New York – nachdem dort die Verwendung von transfetthaltigen Nahrungsmitteln, einschließlich transfetthaltiger Frittieröle – verboten wurde, dazu übergegangen, stattdessen sehr oft raffiniertes Palmöl zu verwenden. Zugegeben, dieses Palmöl enthält vor der Erhitzung normalerweise weniger als ein Prozent Transfette, weniger als viele andere pflanzliche Öle. Aber ganz frei davon ist es nicht. Durch die bei der Desodorierung angewendeten hohen Temperaturen enthält es immerhin bis zu 0,6 Prozent – zwar wenig, aber trotzdem nicht harmlos.[5]

Dazu kommt aber vor allem noch: Palmöl besteht zu etwa 40 Prozent aus der einfach ungesättigten Ölsäure und zu fast 9 Prozent aus mehrfach ungesättigten Fettsäuren, vor allem Omega-6. Zwar gilt die Ölsäure als recht hitzestabil, aber Omega-6 nicht. Es werden Transfette entstehen, wenn dieses Öl über mehrere Tage und stundenlang zum Frittieren stark erhitzt wird. Und welches Restaurant entsorgt schon nach ein paar Stunden das Frittieröl?

Hat man vielleicht auch das toxische 4-Hydroxynonenal (HNE) vergessen? Aus Omega-6 entsteht bei langer starker Erhitzung HNE (siehe Seite 37), mit dem nicht zu spaßen ist.

Wer Palmöl zum Frittieren empfiehlt, hat außerdem eventuell – mit oder ohne Absicht? – ein paar Fakten durcheinandergebracht. Es ist zwar richtig, dass nicht-raffiniertes Rotes Palmöl sehr viele Antioxidanzien enthält und äußerst hitzestabil ist. Aber diese Schutzstoffe werden bei der Raffinierung des Öls zum Teil entfernt und daher ist das raffinierte, billigere und geschmacksneutrale Frittier-Palmöl längst nicht mehr so gut vor schädlichen Veränderungen geschützt.

Außerdem wird Palmöl häufig mit Palm*kern*öl verwechselt. Im Inneren der Palmfrucht ist ein harter Kern, der ein völlig anderes Öl als das Fleisch der Palmfrucht aufweist. Es enthält nur 15 Prozent einfach ungesättigte und 3 Prozent mehrfach ungesättigte Fettsäuren, der Rest besteht aus gesättigten Fetten. Daher ist Palmkernöl in der Tat ziemlich hitzestabil - aber es ist ein völlig anderes Öl als Palmöl.

Palmöl und Palmkernöl sind völlig verschieden.

Warum sind Transfette so gefährlich?

Unter anderem machen Transfette die Zellwände durchlässiger, sie produzieren große Mengen freier Radikale, sie vermehren entzündungsfördernde Prostaglandine und wirken sich auf diversen anderen Wegen negativ auf unsere Gesundheit aus.

Die Auswirkungen der Transfette sind weit reichend. Eine Liste der Krankheiten und der Gesundheitsprobleme, die durch sie gefördert werden, sollte jeden von ihrem Konsum abschrecken:

Herzinfarkt und Schlaganfall

Wer auch nur so wenig wie 5 g Transfette pro Tag zu sich nimmt, erhöht die Wahrscheinlichkeit, einen Herzinfarkt zu erleiden, um bis zu 25 Prozent. Auch andere Herz-Kreislauf-Erkrankungen werden gefördert, die Schlaganfallwahrscheinlichkeit steigt z. B. ebenfalls deutlich an.

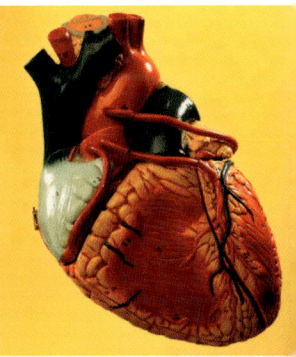

Diabetes

Wer selbst so wenig wie 5g Transfette pro Tag zu sich nimmt, erhöht die Wahrscheinlichkeit, an Typ-2-Diabetes zu erkranken, um bis zu 39 Prozent. Wer mehr zu sich nimmt, erhöht seine Chancen naturgemäß stärker.

Übergewicht

Transfette unterdrücken die Aktivität der Schilddrüse und erhöhen den Blutzuckerspiegel. Beides trägt stark zur Entwicklung von Übergewicht bei.

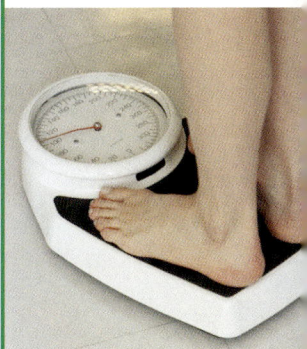

Krebs

Transfette unterdrücken das Immunsystem und tragen auf diesem Weg zur Krebsentstehung bei, aber auch, weil sie die Durchlässigkeit der Zellwand verändern. Je mehr Transfette konsumiert werden, umso größer ist das Risiko, an Krebs zu erkranken.

Fehlgeburten, Fehlentwicklungen

Je mehr Transfette während der Schwangerschaft konsumiert werden, umso geringer ist das Gewicht der Neugeborenen, umso schlechter ist ihr Gehirn entwickelt und umso eher kommt es zu einer Fehlgeburt oder zu Geburtsfehlern.

Sinkende Zeugungsfähigkeit

Je mehr Transfette konsumiert werden, umso geringer ist die Chance, überhaupt Kinder zu bekommen, da die Zeugungsfähigkeit mit steigendem Konsum sinkt.

Muttermilch

Der Anteil gesunder Fette in der Muttermilch ist umso geringer, je mehr Transfette konsumiert werden.

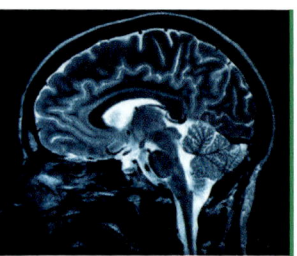

Gehirnentwicklung

Probleme bei Kleinkindern und Heranwachsenden, wie Lernschwierigkeiten, Konzentrationsprobleme, Aggressivität, Hyperaktivität und ähnliche Schwierigkeiten, die in Zusammenhang mit einem schlecht entwickelten Nervensystem stehen (das weitgehend aus Fett aufgebaut ist), nehmen proportional zur Aufnahme von Transfetten zu.

Nervensystemerkrankungen

Morbus Alzheimer und andere Nervenkrankheiten – die sich meist im Lauf mehrerer Jahrzehnte schleichend entwickeln – treten umso früher und häufiger auf, je mehr Transfette konsumiert werden.

DHA-Mangel

Transfette stören die Aufnahme der essenziellen Omega-3-Fettsäure und von DHA.

Morbus Crohn

Transfette spielen eine Rolle bei der Entstehung der Darmkrankheit Morbus Crohn.

Schuppen und Akne

Und wenn auch nicht so gefährlich: Transfette fördern die Bildung von Schuppen und von Akne.

Diese Erkenntnisse über die Zusammenhänge zwischen dem Konsum von Transfetten und bestimmten Erkrankungen ergaben sich zum Teil gerade aus den Studien, die eigentlich belegen sollten, dass gesättigte Fettsäuren ungesund und ungesättigte Fettsäuren gesund seien. Sie weisen das Gegenteil nach: Es sind gerade die pflanzlichen Öle mit ihrem hohen Anteil an ungesättigten Fettsäuren – und hier besonders diejenigen mit hohem Gehalt an künstlich erzeugten Transfetten – die Herz-Kreislauf-Erkrankungen und viele andere Gesundheitsprobleme verursachen. Den gesättigten Fettsäuren konnte bis heute nicht nachgewiesen werden, dass sie ungesund sind.[6, 7, 8]

Was hier über die Transfette gesagt wurde, gilt übrigens mit Einschränkungen auch für andere ungesättigte Fettsäuren. Dazu gleich mehr.

Warum werden seit den 1940er-Jahren vermehrt gehärtete pflanzliche Öle verwendet?

Schuld waren vor allem zwei Gründe: Vor dem zweiten Weltkrieg wurden weltweit bei der Herstellung von Gebäck und als Bratfett vor allem Kokosöl oder Rinderfett (und andere tierische Fette) verwendet, da ihre natürlichen Eigenschaften sie für diese Zwecke besonders geeignet machen.

Als jedoch die Versorgung vor allem der USA mit Kokosöl durch die japanische Seewegblockade im Pazifik unmöglich wurde, mussten einheimische Fette als Ersatz dienen. Der Siegeszug der Sojaölindustrie und anderer einheimischer Öle begann.

Aber diese einheimischen Öle hatten einen zu niedrigen Schmelzpunkt, waren für viele Zwecke in ihrer natürlichen Form nicht geeignet und mussten deshalb gehärtet werden. Und damals wusste man noch nicht, wie gefährlich Transfette sind, sodass diese gehärteten Fette häufig bis zu 50 Prozent aus Transfetten bestanden – kein

Die japanische Seeblockade förderte die amerikanische Sojaindustrie und damit den Siegeszug einheimischer Pflanzenöle.

Wunder, dass seitdem Herzinfarkte, Diabetes und Krebs rapide zunahmen.

Bei der Entstehung von Diabetes kommt noch eine zweite Problematik dazu: Inzwischen ist bekannt, dass langkettige gesättigte Fettsäuren, aber auch Omega-6-Fettsäuren die Entstehung von Insulinresistenz und damit von Typ-2-Diabetes fördern. Der vermehrte Einsatz gehärteter langkettiger Fette und Omega-6-reicher Pflanzenöle ist also für die starke Zunahme von Typ-2-Diabetes-Erkrankungen mitverantwortlich. [9, 10, 11, 12, 13, 14]

Der zweite einschneidende Grund für den vermehrten Einsatz lag in der schon erwähnten Fetthypothese von Ancel Keys, die Ende der 1950er-Jahre zur Verteufelung gesättigter Fette führte. Die amerikanische Ölindustrie nahm diese Idee begeistert auf, um ihre ungesättigten Pflanzenöle werbewirksam zu unterstützen, die gerade wieder aufkeimende Konkurrenz des gesättigten Kokosöls zu vernichten sowie ihre andere Konkurrenz, die tierischen Fette, ebenfalls vom Markt zu verdrängen. Mit großem Erfolg – wenn auch nicht für die Gesundheit der Konsumenten, so doch wenigstens für die Geldbeutel ihrer Aktionäre.

Praktische Vorteile der Transfette

Transfette sind zwar für Ihre Gesundheit äußerst schlecht, haben aber für die Nahrungsmittelindustrie viele Vorteile. So lässt sich zum Beispiel die knusprige Konsistenz von Plätzchen nur mit Fetten erreichen, die auch bei höheren Temperaturen noch fest sind. Je fester das Fett, um so knackiger der Biss. Transfette sind – aufgrund ihrer räumlichen Struktur – fester als Cisfette der gleichen Fettsäure. Soll also beim Backen ein pflanzliches Cisöl verwendet werden, muss es zuerst – zumindest zum Teil – in seine Trans-Form umgewandelt werden, es muss „teilweise gehärtet" werden. Nur dann können diese ungesättigten Fette eingesetzt werden. Die Plätzchen bleiben knusprig, es kann mehr Fett beigemischt werden und sie fühlen sich trotzdem nicht fettig an.

Diesen Effekt erreicht man sonst nur durch die Verwendung von Kokos- und Palmkernöl, die von Natur aus aufgrund ihrer hohen Schmelztemperatur fester als ungesättigte Öle sind.

Auch im Übermaß verzehrte Omega-6-Fettsäuren fördern Diabetes.

Die westliche Ölindustrie verwendet Ancel Keys' gefälschte Studienergebnisse zu Propagandazwecken.

Knackiger Biss durch Transfette - doch mit Kokos- oder Palmkernöl wäre es auch gegangen.

Außerdem werden die ungesättigten Fette sehr leicht ranzig. Damit hergestellte Produkte können bestenfalls ein paar Wochen gelagert werden, weil sie sehr schnell einen ranzigen Geschmack bekommen.

Tierische Fette, wie das früher oft für diese Zwecke verwendete Rinderfett, eignen sich heutzutage übrigens oft nicht mehr, da sich ihre Eigenschaften durch moderne Fütterungsmethoden in der industriellen Tiermast verändert haben. Natürlicherweise ernähren sich Rinder weitgehend von Gräsern und Kräutern. Der Anteil an mehrfach ungesättigten Fettsäuren im Rinderfett ist dann deutlich geringer als bei der heutigen Mastfütterung. Die dort verwendeten Getreidesorten und das Soja enthalten deutlich mehr Omega-6-Fettsäuren, wodurch der Anteil an mehrfach ungesättigten Fetten im Rinderfett sehr viel höher werden kann als bei natürlicher Fütterung.

Nur so lassen sich Transfette meiden

Bei Nahrungsmitteln, die mit einem Etikett versehen sind, müssen alle gemieden werden, bei denen sich Angaben wie „Pflanzenfett, teilweise gehärtet" oder Ähnliche finden. Wenn nicht ausdrücklich angegeben ist, dass an Fett *ausschließlich* Butter, Kokosöl oder Palmkernöl verwendet wurden, sollten Sie vorsichtshalber davon ausgehen, dass ein künstlich verändertes pflanzliches Öl genutzt wurde und das Produkt eventuell Transfette enthält.

Auch bei Produkten, bei denen man nicht vermuten würde, dass sie mit billigen, teilgehärteten Pflanzenölen hergestellt werden, sollten Sie aufs Etikett schauen. Die beliebten Nuss-Nugat-Cremes, aber auch diverse Schokoladen und Eissorten werden oft mithilfe billiger teilgehärteter Öle hergestellt, wie auch viele andere Produkte. Und da die Hersteller nicht angeben müssen, ob die verwendeten Fette gehärtet sind oder nicht, weiß der Verbraucher oft nicht, was er konsumiert.

Mal abgesehen davon, dass es keinen guten Grund gibt, Butter zu meiden und stattdessen Margarine zu verwenden: Es gibt Margarinen, die ohne künstlich veränderte Fette hergestellt werden, meist unter Verwendung von Kokos- oder Palmkernöl. Bei den meisten

Im Zweifelsfall besser die Finger davon lassen – denn Transfette verstecken sich in vielen Produkten.

Es gibt auch harmlose Margarinen.

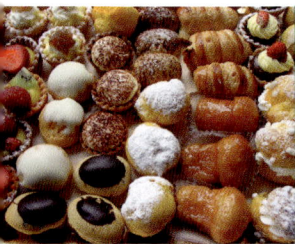

Margarinen ist dies jedoch nicht der Fall, Sie müssen also genau darauf achten, was Sie einkaufen.

Bei fetthaltigen Fertigprodukten, die nicht mit einem Etikett versehen sind und zu denen es keine eindeutigen Angaben über ihren Transfettgehalt gibt, sollten Sie zur Sicherheit davon ausgehen, dass billige Fette verwendet werden – und diese enthalten oft Transfette. Bei der Kuchen- und Gebäckherstellung verwenden viele Bäckereien nicht Butter oder Sahne, sondern billige Kunstfette, oft mit hohem Transfettgehalt. Schokoladenüberzüge sind auch nicht frei davon. Frittierte Produkte wie Berliner und anderes Fettgebackenes, aber auch Pommes frites oder Paniertes enthalten oft große Mengen an Transfetten. Inzwischen achten zwar einige Hersteller darauf, den Gehalt möglichst gering zu halten, aber längst nicht alle. Und solange es keine Kennzeichnungspflicht gibt, laufen Sie immer Gefahr, ein Produkt mit hohem Transfettgehalt zu konsumieren.

Und wie erwähnt: Selbst wenn Frittierfette verwendet werden, die vor der Erhitzung als transfettfrei gelten, bedeutet das nicht, dass sie auch nach einigen Stunden der Erhitzung noch keine enthalten, sofern nicht Kokos- oder Palmkernöl verwendet werden.

Zwar haben diverse Fast-Food-Ketten damit begonnen, ihre Fette durch transfettfreie zu ersetzen, verwenden aber als Ersatz häufig Mischungen neu gezüchteter Spezialöle. Wie gesund diese neuen Öle sind, wird sich erst im Lauf der nächsten Jahrzehnte herausstellen.

Falsch interpretiert: Kokosöl-Studien mit gehärteten Fetten

Falscher Forschungsansatz führt zu irreführenden Ergebnissen.

Kokosöl enthält acht Prozent ungesättigte Fettsäuren. Manche Anbieter von nicht-nativem Kokosfett härten diese Fettsäuren und das Endprodukt enthält fast nur noch gesättigte Fettsäuren und einen Anteil Transfette. In wissenschaftlichen Studien über Kokosöl werden häufig diese gehärteten Kokosfette verwendet, ohne Rücksicht auf die bekannten negativen Wirkungen der Transfette. Fällt dann das Ergebnis der Studie negativ aus, wird daraus geschlossen, Kokosöl sei nicht gesund, obwohl die negative Wirkung von den künstlich erzeugten

Transfetten ausging, nicht von natürlichem Kokosöl. Bisher führten alle Studien, die mit natürlichem, nativen Kokosöl durchgeführt wurden, zu positiven Ergebnissen, und nur jene, die mit gehärteten Fetten gemacht wurden, zeigten zum Teil negative Auswirkungen. Man muss also bei diesen Studien sehr genau das Kleingedruckte lesen, um zu erfahren, welche Art von Kokosöl in der Studie verwendet wurde.

Ein Beispiel für viele falsch interpretierte Studien: Kürzlich wurde eine Studie veröffentlicht, bei der festgestellt wurde, dass Kokosöl vor einer Insulinresistenz – die Ursache von Typ-2-Diabetes – und übermäßiger Körperfettbildung schützt. Aber: Das bei dem Versuch verwendete Kokosfett erhöhte den Fettgehalt der Leber der Versuchstiere, in der sich langkettige Fette und Transfette angesammelt hatten. Das Fazit: Wegen der Gefahr der Entstehung einer Fettleber müsse Kokosfett daher gemieden werden.

Bei dieser Warnung wurde jedoch offenbar „übersehen", dass man bei dem Versuch gar kein natürliches Kokosöl verwendet hatte, sondern eines, das Transfette und künstlich erzeugte, langkettige gesättigte Fette enthielt. Und es waren gerade diese, die sich in der Leber angesammelt hatten. Hätte man für die Studie natürliches Kokosöl verwendet, wäre es nicht zu diesen Nebenwirkungen gekommen und man hätte problemlos Kokosöl aufgrund seiner Schutzwirkungen gegen Typ-2-Diabetes empfehlen können. [15]

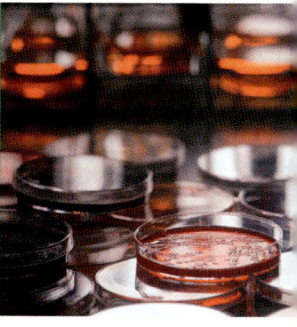

Oft kann man sich des Verdachts nicht erwehren: Manche Forscher wissen nicht, wie man einen Versuch richtig durchführt. Oder steckt Absicht dahinter?

Leider machen sich Zeitschriften, die über solche Forschungsergebnisse berichten, selten die Mühe, die Zusammenhänge genau zu verstehen oder die Studien gar sorgfältig zu lesen, sondern verlassen sich auf Pressemitteilungen. So finden sich in diversen Medien immer wieder irreführende Berichte über gesättigte Fette und Kokosöl, die sich jedoch bei genauerer Recherche immer als Fehlinterpretationen erweisen, weil kein natives Kokosöl verwendet wurde.

Ein weiteres Problem entsteht bei manchen Tierversuchen. Untersucht man die Wirkung von Kokosöl, ohne der Tiernahrung auch Omega-3-Fettsäuren zuzufügen, so erzeugt man einen künstlichen Omega-3-Mangel, da Kokosöl sehr wenig Omega-3 enthält. In diesen Versuchen entstehen dann negative Symptome, aus denen auf eine negative Wirkung von Kokosöl geschlossen wird. Das ist jedoch ein

Falsch angelegte Tierversuche führen zu falschen Ergebnissen.

Fehlschluss, da der Omega-3-Mangel diese Symptome verursacht, nicht die negative Wirkung des Kokosöls.

Andere künstliche Härtungsmethoden

Nachdem langsam bekannt wurde, wie gefährlich Transfette sind, verwendet die Nahrungsmittelindustrie nun vermehrt andere Verfahren zur Herstellung gehärteter Fette, vor allem die sogenannte Umesterung.

Dabei werden – sehr vereinfacht dargestellt – die Fettmoleküle (die Triglyzeride) bei hoher Temperatur und mithilfe eines Katalysators in Glyzerin und Fettsäuren gespalten. Gesättigte Fettsäuren werden zugesetzt, ungesättigte entfernt und das Triglyzerid wird neu zusammengesetzt. Es enthält nun mehr gesättigte Fettsäuren als vorher und ist dadurch härter.

Das Problem: Es entsteht ein Triglyzeridmolekül, das so in der Natur gar nicht vorkommt. Bei natürlichen Triglyzeriden ist oft die mittlere Fettsäure ungesättigt, aber gerade diese wird bei der Umesterung durch eine gesättigte ersetzt. Es entsteht also ein unnatürliches Fett.

Dieses Fett steht inzwischen im Verdacht, ähnlich gefährlich zu sein wie die Transfette. Klare Belege gibt es dafür allerdings noch nicht und daher müssen diese Fette nicht gesondert auf dem Etikett ausgewiesen werden. Ob sie sich als gefährlich herausstellen werden, lässt sich noch nicht sagen. Wahrscheinlich wird es ähnlich lange dauern wie bei den Transfetten, bis es eindeutige Forschungsergebnisse gibt, mit möglicherweise ähnlich katastrophalen Folgen für die Gesundheit.

> Möglicherweise sind die durch Umesterung entstehenden Triglyzeride genauso gesundheitsschädlich wie Transfette, da Spätfolgen heute noch nicht absehbar sind.

Neuzüchtung und Genmanipulation

Neben der chemischen Veränderung von Ölen setzt man in der Pflanzenölindustrie stark auf immer neue Pflanzenvarianten mit unterschiedlicher Fettsäurezusammensetzung, die nach Züchtung oder Genmanipulation z. B. einen höheren Anteil an Ölsäure enthalten, um gegen Erhitzung stabiler zu sein, oder die mehr Omega-3-Fettsäuren enthalten, weil diese als besonders gesund gelten und sich diese Öle so bestens bewerben lassen.

Dabei geht es allerdings normalerweise nicht darum, den Anteil der gesättigten Fettsäuren zu erhöhen, da diese nach wie vor in der Öffentlichkeit als ungesund gelten. Sinn und Zweck ist also, damit nicht etwa härtere Fette zu produzieren, sondern Öle zu erzeugen, die flüssig verwendet werden sollen, wie Salat- und Frittieröle. Leider löst man mit diesen Neuzüchtungen nicht die zentralen Probleme ungesättigter Fette.

Vorsicht, gefährlich: HNE

Erhitzt man ein pflanzliches Öl, das Omega-6-Fettsäuren enthält, entsteht das giftige HNE (4-Hydroxynonenal) sowie weitere, ähnlich strukturierte toxische Substanzen. Besonders beim Frittieren, bei dem das Öl häufig viele Stunden hohen Temperaturen ausgesetzt ist, entstehen große Mengen, die anschließend über die Nahrung aufgenommen werden.

HNE wirkt zellschädigend, und es führt letztlich zum Absterben von Zellen. Es ist an der Entstehung vieler Krankheiten beteiligt, wie Arteriosklerose, Schlaganfall, Morbus Parkinson und Morbus Alzheimer, Lebererkrankungen, Diabetes, verschiedenen Krebsarten, Grauem Star, Nierenprobleme, chronische Entzündungen, um nur einige zu nennen, deren Entstehung es deutlich fördert.[16, 17, 18]

Grundsätzlich sollten Öle, die Omega-6-Fettsäuren enthalten, also nicht erhitzt werden, vor allem nicht auf hohe Temperaturen oder über längere Zeit. Sie eignen sich also nicht zum Frittieren und nur sehr begrenzt zum Braten und Backen. HNE findet sich allerdings auch in Fertigprodukten, bei deren Herstellung erhitzte Omega-6-haltige Öle verwendet wurden, ja, sogar in Babynahrung.[19]

> HNE aus Omega-6-Fettsäuren - ein häufig übersehenes Gift, das sogar schon in Babynahrung entdeckt wurde.

Freie Radikale

Meidet man Nahrungsmittel, die Transfette enthalten, kann man sich vor diesem einen problematischen Aspekt der ungesättigten Fettsäuren schützen. Aber deren Doppelbindung schafft noch eine weitere Gefahr, die ebenfalls nicht unterschätzt werden darf: Freie Radikale. Sie sind für unsere Zellen äußerst schädlich, sind unter anderem an der Entstehung von Krebs und Arteriosklerose beteiligt, schwächen das Immunsystem, schädigen die Haut, zerstören Enzyme, Eiweiße, schädigen Gene und die *Mitochondrien. (Im Glossar auf S. 143 erklärte Begriffe sind mit einem vorangestellten *Sternchen gekennzeichnet.) Sie schädigen Nervenzellen und Gehirn und greifen die ungesättigten Fettsäuren in den Zellwänden an. (Die Wände unserer Zellen bestehen vor allem aus Fettsäuren, auch aus mehrfach ungesättigten. Unter anderem spielen sie aufgrund ihrer gebogenen Form eine Rolle bei der Regulierung der Durchlässigkeit der Wände. Werden sie in den Wänden durch freie Radikale – die aus der Verstoffwechselung von Ölen, aber auch aus vielen anderen Quellen stammen können – angegriffen und verändert, können sie ihr Aufgaben nicht mehr richtig erfüllen, die Arbeit der Zellen wird gestört.)

Man geht davon aus, dass jede Körperzelle täglich um die 10 000 Mal von freien Radikalen angegriffen wird. Freie Radikale sind einerseits sehr gefährlich, entstehen andererseits aber ständig im Körper, bei ganz normalen Stoffwechselprozessen. Um sich vor ihnen zu schützen, benötigt der Körper ständig Nachschub an sogenannten Radikalfängern, weil diese die freien Radikale neutralisieren und unschädlich machen können. Einige Vitamine sind starke Radikalfänger, aber auch andere Stoffe – wie viele sekundäre Pflanzenstoffe – und diverse andere Nahrungsbestandteile können freie Radikale unschädlich machen.

Allerdings reicht die Menge an Radikalfängern im Körper oft nicht aus. Einerseits ist die Belastung mit freien Radikalen heutzutage meist ausgesprochen hoch – durch Autoabgase, Tabakrauch, intensive Sonnenbestrahlung, erhöhte Ozonkonzentration, Pestizide

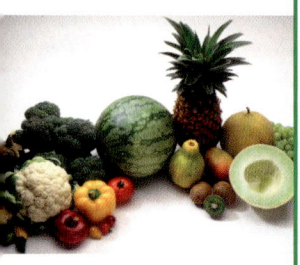

und diverse andere äußere Einflüsse des modernen Lebens. Andererseits werden durch unsere modernen Ernährungsgewohnheiten häufig zu wenige Nahrungsmittel verzehrt, die reich an Radikalfängern sind. Sie finden sich vor allem in frischem Obst und schonend zubereitetem Gemüse, und die meisten Menschen nehmen davon zu wenig zu sich. Dies führt zu einem chronischen Mangel an Radikalfängern und erhöht deutlich die Gefahr chronisch-degenerativer Krankheiten.

In dieser Situation ist es einerseits sinnvoll, den Nachschub an Radikalfängern zu erhöhen, z. B. durch die Verwendung von Rotem Palmöl. Andererseits sollte die Belastung mit freien Radikalen so weit wie möglich reduziert werden.

Damit schließt sich der Kreis zu den ungesättigten Ölen. Sie produzieren selbst bei normaler Verstoffwechselung freie Radikale. Vor allem werden aber bei ihrer Herstellung und Lagerung zusätzlich große Mengen dieser gefährlichen Stoffe produziert und bei der Verwendung dieser Öle konsumiert – eine völlig unnötige zusätzliche Belastung, die sich sehr negativ auf die Gesundheit auswirken kann.

Die Doppelbindungen der ungesättigten Fettsäuren – besonders die der mehrfach ungesättigten – sind empfindlich gegen äußere Einflüsse. Unter der Einwirkung von Hitze, Sauerstoff, Licht und anderen Faktoren können die ungesättigten Fettsäuren leicht oxidieren und erzeugen dann sehr viele freie Radikale. Die lassen die Fette ranzig werden. Das Heimtückische daran: Die Ranzigkeit wirkt sich bei reinen Fetten nicht deutlich auf den Geschmack aus. Wir merken es nicht unbedingt am Geruch oder Geschmack, wenn ein Fett ranzig ist. Nur wenn sich die ranzigen Fette auf andere Nahrungsbestandteile auswirken und diese verändern, entstehen Nebenprodukte, die wir als ranzig schmecken oder riechen können. Das ist zum Beispiel bei Butter der Fall, in der ranzige Fette sich auf das Eiweiß auswirken, das in geringen Mengen in Butter vorhanden ist.

Mit der Ranzigkeit ist es so eine Sache. Wenn Öle aus Nüssen und Samen gepresst werden – und sei es auf noch so schonende Weise – werden sie fast immer Hitze, Licht und dem Sauerstoff der Luft ausgesetzt. Nur wenige Hersteller pressen bei niedriger Temperatur

Keine gute Idee: Freiwillig noch mehr freie Radikale aufnehmen durch den übermäßigen Konsum mehrfach ungesättigter Öle.

Sie riechen es meist nicht, wenn ein Öl ranzig ist.

Wer mehrfach ungesättigtes Öl nicht unter Stickstoff presst, stellt ranziges Öl her. Und „kalt gepresst" bedeutet noch lange nicht, dass die Öle bei der Herstellung nicht durch den mechanischen Pressdruck ziemlich heiß werden.

unter Verwendung des Schutzgases Stickstoff, um den Kontakt mit dem Sauerstoff zu vermeiden. Dass sie das machen, ist lobenswert, weist aber auch darauf hin, dass diese Gefahren sehr gut bekannt sind.

Und während viele Hersteller ihre Produkte als „kalt gepresst" oder „kalt geschlagen" anpreisen, bedeutet das noch lange nicht, dass die Öle bei der Herstellung nicht ziemlich warm werden. Diese Begriffe bedeuten lediglich: Es wird bei der Pressung keine zusätzliche Hitze *von außen zugeführt.* Dass das Öl aber alleine schon durch den Pressdruck sehr heiß werden kann – was die Ausbeute erhöht – wird meist nicht erwähnt. Nur wenige Hersteller weisen ausdrücklich darauf hin, dass ihr Öl bei der Herstellung nicht mehr als etwa 40 °C warm wird.

Selbst wenn es das Öl sicher – unter Schutzgas und mit wenig Pressdruck – in die Flasche geschafft hat und der Raum über dem Öl mit Stickstoff gefüllt wird, ist das Risiko noch nicht gebannt.

Werden die Flaschen im Sommer transportiert und werden sie dabei oft stundenlang bei starker Sonnenhitze im Lastwagen gelagert, bilden sich freie Radikale. Wenn sie über viele Woche im Ladenregal stehen, sind sie oft dem Licht ausgesetzt. Licht wirkt etwa 1 000-mal so stark oxidierend wie Sauerstoff. Viele Ölflaschen sind deshalb getönt und lassen nur wenig Licht durch, aber auch das summiert seine Wirkung bei langer Lagerung. Manche Hersteller verpacken diese Flaschen daher zusätzlich in einer Pappumhüllung, um auch dieses Restlicht auszuschalten, oder verwenden Blechbehälter. Dass sie das machen, ist lobenswert, weist aber auch darauf hin, dass die Gefahren sehr gut bekannt sind. Andere Hersteller stört das offenbar nicht. Viele Öle, die reich an ungesättigten Fettsäuren sind, werden in klaren Flaschen angeboten, ohne Rücksicht auf die Risiken.

Aber selbst wenn Sie Öle kaufen, die kalt und unter Schutzgas gepresst, nie großer Hitze ausgesetzt und lichtdicht und unter Stickstoffschutz verpackt wurden: Sobald Sie das Öl zu Hause verwenden, wird es dann trotzdem Licht und Sauerstoff ausgesetzt. Um diese Belastung so gering wie möglich zu halten, sollte ein solches Öl erst kurz vor dem Verzehr auf die Speisen gegeben werden. Und die Flasche wird am besten im Kühlschrank aufbewahrt, um sie zumindest vor Licht und Hitze zu schützen.

Alternativen

Je älter das Öl ist und je zweifelhafter die Herstellungsverfahren – die große Masse der ungesättigten Öle wird nicht einmal kalt gepresst, sondern wenig schonend extrahiert, raffiniert, desodoriert und gebleicht – umso stärker die Belastung mit freien Radikalen.

Besser wäre es, das Öl frisch und vor Ort herzustellen, wie das früher in vielen Dörfern zum Beispiel bei Leinöl der Fall war, das ganz besonders schnell ranzig wird. Doch wer hat heute noch eine Ölmühle zu Hause?

Noch besser wäre es, zumindest bei Ölen aus Nüssen und Samen, statt des Öls die Nuss oder den Samen ungepresst, in ihrer natürlichen Form, zu verwenden. Es ist viel gesünder, die Sonnenblumenkerne oder Walnüsse über einen Salat zu geben statt deren Öle. Oder die Leinsamen erst kurz vor dem Verzehr zu schroten und sie dann in Müsli, Joghurt usw. einzurühren. Solange die Nüsse und Samen einigermaßen frisch sind, die Öle damit in ihrer natürlichen Form verpackt sind und nicht scharf bzw. ranzig schmecken, ist die Belastung mit freien Radikalen am geringsten.

Alternative Nr. 1: Das eigene Öl frisch vor Ort herstellen.
Alternative Nr. 2: Das Öl in seiner natürlichen Verpackung verzehren, nämlich als Nuss oder Samen.

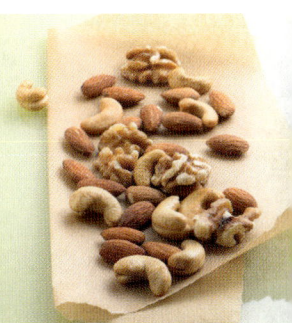

Trotz allem: Nur so viel wie nötig

Aber selbst wenn Sie all diese Punkte beachten, entgehen Sie trotzdem den freien Radikalen nicht ganz. Sobald nämlich das ungesättigte Öl konsumiert und verstoffwechselt wird, produziert es im Körper sehr viele freie Radikale – das liegt nun mal in der Natur ungesättigter Fettsäuren und lässt sich auch gar nicht vermeiden. Diese Gefahr lässt sich aber einschränken, indem wir nur so viel an ungesättigten Fettsäuren konsumieren, wie wir wirklich brauchen und ansonsten vermehrt gesättigte Fettsäuren verwenden.

Bei gesättigten Fettsäuren besteht dieses Problem nämlich nicht: Hitze, Luft und Licht können ihnen kaum schaden, weil sie keine empfindliche Doppelbindung haben.

Wie viel ungesättigte Fettsäuren brauchen wir wirklich?

Damit keine Missverständnisse aufkommen: Auch wenn ungesättigte Fettsäuren Risiken in sich tragen, kommen wir nicht ganz ohne sie aus. Wir brauchen zumindest die essenziellen Fettsäuren (Linolsäure, Linolensäure), die unser Körper nicht selbst herstellen kann, jedoch für verschiedene Stoffwechselprozesse benötigt. Ich fordere Sie hier also keineswegs dazu auf, ganz auf ungesättigte Fettsäuren zu verzichten. Es geht vielmehr darum, sie entweder aus Nüssen und Samen zu erhalten oder Öle ausschließlich bester Qualität zu verwenden und sie maßvoll und sinnvoll einzusetzen. Das bedeutet: Diese ungesättigten Öle sollten zum Beispiel *nicht* zum Braten, Backen und Kochen zu verwendet werden.

> Nur weil etwas essenziell ist, vertragen wir davon noch lange nicht beliebige Mengen.

Sie sollten außerdem nicht mehr davon verzehren, als Sie brauchen. Viel hilft in diesem Fall nicht viel! So reduzieren Sie die Belastung mit freien Radikalen deutlich. Stattdessen konsumieren jedoch viele gesundheitsbewusste Menschen häufig zu viel von diesen Ölen, weil sie kaum jemand auf die Risiken eines übermäßigen Verzehrs aufmerksam macht und weil offenbar nur wenige wissen, dass wir sie nur in geringen Mengen benötigen.

Dass ein Zuviel einer Substanz mehr schadet, als nützt, ist übrigens nicht auf ungesättigte Fettsäuren beschränkt: Von vielen Substanzen brauchen wir eine gewisse Menge, oft nur sehr wenig, wie bei manchen Spurenelementen oder Vitaminen. Nehmen wir jedoch deutlich mehr davon zu uns, können sie gesundheitsschädlich werden.

Omega-6-Fettsäuren

> Unser Tagesbedarf an Omega-6-Fettsäuren ist mit weniger als 7 g bereits gedeckt – meist nehmen wir jedoch deutlich mehr „versteckte" Omega-6-Fettsäuren zu uns.

Der Tagesbedarf an Omega-6 Fettsäuren liegt beim Erwachsenen bei ungefähr zwei bis drei Prozent des gesamten Kalorienbedarfs. Bei einem Tagesverbrauch von 2000 kcal entspricht dies etwa 5 bis 6,6 g. Das ist viel weniger, als wir bei unserer heutigen Ernährung normalerweise zu uns nehmen. Omega-6-Fettsäuren finden sich nämlich in vielen Getreideprodukten, besonders in vollwertigen. Und es gelangt über die Tiermast – mit Getreide und Omega-6-reichen Hülsenfrüchten – ins tierische Fett, das deshalb auch sehr viele Omega-6-Fette enthält. Und vor allem: Die meisten Pflanzenöle enthalten einen sehr hohen Anteil an Omega-6-Fettsäuren. Viele Menschen nehmen daher deutlich mehr als die benötigten zwei bis drei Prozent ihrer Kalorien als Omega-6-Fettsäuren auf.

Dieser übermäßige Konsum ist nicht nur problematisch, weil dadurch die Belastung mit freien Radikalen und die Wahrscheinlichkeit, Typ-2-Diabetes zu entwickeln (siehe Seite 29) ansteigen. Darüber hinaus haben Omega-6-Fettsäuren noch andere negative Auswirkungen: Sie führen vor allem zur vermehrten Produktion entzündungsfördernder Prostaglandine und zu Krankheiten, die durch diese Gruppe der Prostaglandine verschlechtert werden, wie rheumatische und arthrotische Erkrankungen. Diese Prostaglandine werden sogar für die entzündlichen Prozesse, die bei der Entstehung arteriosklerotischer Ablagerungen eine Rolle spielen, mitverantwortlich gemacht.

Omega-6-Fettsäuren verringern die Wirkung der Schilddrüsenhormone

Omega-6-Fette verschlechtern die Verwertung von Schilddrüsenhormonen, besonders in Bereichen, bei denen es um die Erzeugung von Energie geht. Sie reduzieren also die Stoffwechselrate und damit die Menge an Energie, die dem Körper zur Verfügung steht.

Dieser Zusammenhang ist eigentlich schon lange bekannt. Als man in der Viehhaltung herausfinden wollte, welche ölhaltigen Pflanzen am besten zur Fütterung geeignet sind – also am schnellsten das Mastgewicht hochtreiben – stellten sich Mais und vor allem Soja als ideal heraus. Beide enthalten einen hohen Anteil an Omega-6-Fettsäuren (und bei Soja wirkt sich zusätzlich der Gehalt an anderen, die Schilddrüsenfunktion unterdrückenden Substanzen aus). Verwendete man jedoch Futter, das weitgehend frei von Omega-6-Fettsäuren war, aber die gleiche Menge an Fett und Kalorien enthielt – wie kokosreiches Futter – nahm das Gewicht der Tiere nicht

Mastfutter mit einem hohen Anteil an Omega-6-Fettsäuren ist sehr beliebt.

übermäßig zu, sie lagerten nicht viel Fett an und es dauerte deutlich länger, bis sie ihr Schlachtgewicht erreichten. Seit diesen Versuchen werden Mais und Soja intensiv in der Tiermast eingesetzt.

Bei Menschen wirken die gleichen Mechanismen: Wer viel Omega-6-Fettsäuren zu sich nimmt – bei insgesamt gleicher Kalorienaufnahme – merkt diese Auswirkungen nicht nur am steigenden Körpergewicht, sondern auch an anderen Symptomen, die auf eine verringerte Wirkung der Schilddrüsenhormone hinweisen, wie eine niedrige Körpertemperatur und geringere Regenerationsfähigkeit, einen niedrigen Puls sowie andere Zeichen mangelnder Energie. Energie, die statt verbraucht zu werden, als Fett abgelagert wird.[20, 21, 22, 23, 24]

> Omega-6-Fettsäuren machen müde, dick und lassen uns frieren.

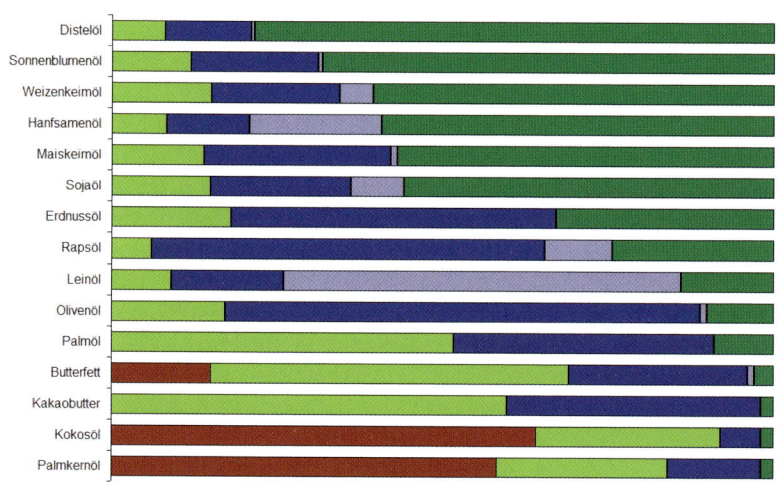

Viele pflanzliche Öle enthalten sehr viele Omega-6-Fettsäuren:

Braun: kurz- und mittelkettige gesättigte Fettsäuren
Hellgrün: langkettige gesättigte Fettsäuren
Blau: die einfach ungesättigte Fettsäure Ölsäure
Hellblau: die mehrfach ungesättigte Fettsäure Omega-3
Dunkelgrün: die mehrfach ungesättigte Fettsäure Omega-6

Omega-3-Fettsäuren

Der Tagesbedarf an Omega-3-Fetten ist noch geringer als der von Omega-6-Fettsäuren. Er liegt bei 1 bis 1,5 Prozent der Kalorien, also bei 2,2 bis 3,3 g, also weniger als einem Teelöffel pro Tag!

Die positiven Wirkungen, die Omega-3-Fettsäuren nachgesagt werden, hängen ebenfalls unter anderem mit dem Prostaglandin-haushalt zusammen, denn im Gegensatz zu Omega-6-Fetten führen Omega-3-Fette zu einer erhöhten Produktion entzündungshem-mender Prostaglandine, was meist vorteilhaft wirkt.

Die Sache hat aber einen Haken: Um diese Prostaglandine zu erzeugen, müssen pflanzliche Omega-3-Fette im Körper erst in die zwei langen Omega-3-Fettsäuren Eicosapentaensäure (EPA) und Docosahexaensäure (DHA) umgewandelt werden. Leider können viele Menschen diese Umwandlung nicht in ausreichender Menge vornehmen. Die meisten wandeln weniger als vier Prozent in EPA und weniger als sechs Prozent in DHA um.[25]

Viele Menschen kommen daher nicht in den Genuss der entzün-dungsmildernden Wirkung von Omega-3-Fetten, wenn sie diese Fettsäure aus pflanzlichen Ölen beziehen. Nur tierische Omega-3-Quellen, vor allem eine Reihe von Meerestieren, enthalten bereits ausreichende Mengen der langkettigen Omega-3-Fettsäuren EPA und DHA.

Omega-3-Öle werden leider besonders schnell oxidiert und ranzig. Werden diese Öle aus Meerestieren extrahiert, gelingt es nur selten, sie so schonend zu verarbeiten, dass sie dabei nicht beschädigt werden. Nur wenige Anbieter entsprechender Ölkapseln und ähn-licher Fertigpräparate sind wirklich in der Lage, gute Qualität zu lie-fern und das Öl auch während der Lagerung ausreichend zu schüt-zen. Haben diese Omega-3-Präparate einen „fischigen" oder scharfen Nachgeschmack, ist dies ein Zeichen dafür, dass das enthaltene Öl bereits ranzig ist.

Eine bessere Quelle ist frischer Fisch. Dieser sollte allerdings auch weder fischig riechen noch schmecken. Der fischige Geruch ist näm-lich die direkte Folge der leichten Oxidierbarkeit von Omega-3-Fetten. Das ranzige Öl wirkt auf Eiweiße und andere Stoffe im Fisch

Unser täglicher Bedarf an Omega-3-Fettsäuren ist sehr gering.

Nicht jeder kommt in den vollen Genuss der Wirkung von Omega-3.

Tierische Omega-3-Fettsäuren sind schon weiter verarbeitet und bereit, positiv zu wirken.

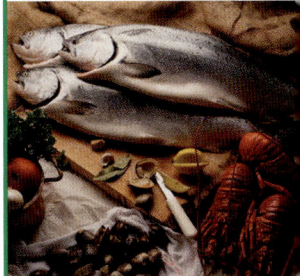

und erzeugt den typischen Fischgeruch. Nur Fisch, der noch nicht diesen Geruch abgibt, ist wirklich frisch und seine Omega-3-Öle sind noch nicht ranzig. Der Omega-3-Gehalt von Fisch variiert allerdings abhängig von der Fischsorte und den Lebensbedingungen des Fischs.

Sonderfall Olivenöl

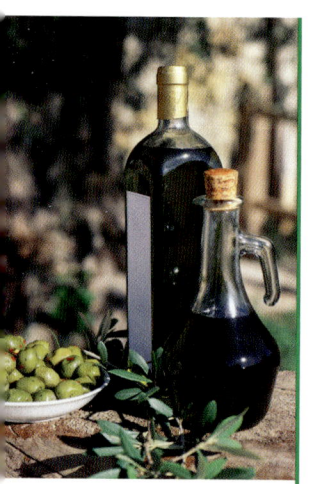

Mehrfach ungesättigte Öle eignen sich aus den bereits genannten Gründen nicht dafür, unseren gesamten Fettbedarf zu decken. Bis auf geringe Mengen an Omega-3-Fetten sollten wir sie so weit wie möglich meiden.

Allerdings gibt es ungesättigte Öle, die nicht ganz so empfindlich sind, weil sie – wie Olivenöl – vor allem die nicht ganz so sensible einfach ungesättigte Ölsäure enthalten oder weil sie Schutzstoffe haben, die sie länger stabil halten. Aber bei falscher Verwendung (z. B. beim Erhitzen) produzieren sie ebenfalls Transfette und jede Menge freie Radikale.

Olivenöl – und damit die Ölsäure, aus der es vor allem besteht – gilt als besonders gesund, weil in Mittelmeerländern, in denen viel Olivenöl konsumiert wird, Herz-Kreislauf-Erkrankungen und eine Reihe anderer Krankheiten seltener auftreten.

Bis heute konnte jedoch nicht eindeutig belegt werden, dass Olivenöl wirklich der Grund für diesen Trend ist. Es könnten auch andere Faktoren in der mediterranen Ernährung dafür verantwortlich sein, z. B. der höhere Verzehr an Obst und Gemüse usw.

Nach allem, was man über die Ölsäure weiß, ist es wahrscheinlicher, dass eine mögliche positive Wirkung von Olivenöl vor allem von den in gutem nativen Olivenöl vorhandenen sekundären Pflanzenstoffen ausgeht, nicht von der Ölsäure selbst. Deren Wirkung kann aber nur genutzt werden, wenn das Öl von sehr guter Qualität ist und die sekundären Pflanzenstoffe nicht durch starke Erhitzung zerstört wurden. Olivenöl eignet sich also lediglich für kalte Anwendungen, also vor allem für Salate. Zum Braten ist es nur bedingt geeignet.

Ist Olivenöl wirklich *die* Ursache mediterraner Gesundheit? Ganz genau kann das niemand sagen.

Kapitel 3 – Kokosöl, die gesunde Alternative

Wenn wir sowieso zu viel Omega-6-Fette zu uns nehmen, nur wenig Omega-3-Fettsäuren brauchen und alles, was Transfette und HNE enthalten könnte, meiden sollten, können Öle mit einem hohen Anteil an ungesättigten Fettsäuren unseren Fettbedarf offenbar nicht gut decken. Die Konsequenz: Wir müssen entweder unseren Fett-konsum verringern oder gesättigte Fettsäuren verwenden.

Fettkonsum verringern?

Wäre weniger Fett besser?

Die beschriebenen Gefahren der ungesättigten Fettsäuren ließen sich verringern, wenn der Fettanteil in unserer Ernährung insgesamt reduziert würde. Warum wäre es also ratsam, Kokosöl anstelle ande-rer Fette zu verwenden, statt weniger Fett zu essen?

Wenn der Fettkonsum stark verringert wird, ist das aus einer gan-zen Reihe von Gründen problematisch:
- Einige Nährstoffe können vom Körper nur aufgenommen wer-den, wenn die Nahrung genügend Fett enthält.
- Der Geschmack leidet, wenn wenig Fett enthalten ist.
- Je weniger Fett wir aufnehmen, um so schneller sind wir wieder hungrig.
- Wir müssen unseren Kalorienbedarf decken.

Für die Aufnahme wichtiger Nährstoffe wird Fett benötigt

Eine Reihe von Nährstoffen – wie die fettlöslichen Vitamine und Pro-vitamine – können vom Körper nur aufgenommen werden, wenn die jeweilige Mahlzeit ausreichend Fett enthält. Eine sehr fettarme Ernährung kann zu Nährstoffmangel beitragen.

Vieles schmeckt nur wirklich gut, wenn es genug Fett enthält

Wenig Fett = wenig Geschmack.

Was passiert, wenn wir den Fettkonsum verringern wollen? Die Hersteller von fettarmen Light-Produkten schlagen sich schon immer mit diesem Problem herum. Damit ihre fettarmen Produkte einiger-maßen schmecken, müssen sie mit allen möglichen Tricks arbeiten. Dabei greifen sie vor allem auf künstliche Aromastoffe zurück. Denn je weniger Fett ein Produkt enthält, umso weniger eigenen Geschmack hat es.

Fetthaltiges sättigt besser und anhaltender als fettarme Kost

Light-Produkte sind Mogelpackungen, die Übergewicht fördern. Denn wenig Fett macht schnell wieder hungrig.

Light-Produkte, die eigentlich zur Kalorieneinsparung und Gewichts-reduzierung gekauft werden, führen nur selten zum erhofften Erfolg. Die Erfahrung zeigt, dass sie nicht so gut sättigen. Die Folge: Viele essen einfach während der Mahlzeit mehr – „Es ist ja alles so schön leicht" – und haben sich am Ende mehr Kalorien zugeführt als mit nicht fettreduzierten Produkten. Oder sie haben schon bald wieder Hunger und machen damit die erhoffte Kalorieneinsparung erst recht zunichte. Was für Light-Produkte gilt, gilt auch für anderes: Je weniger Fett in einer Mahlzeit enthalten ist, umso schneller wird sie verdaut und macht daher weniger lange satt.

Dazu kommt, dass der Blutzuckerspiegel schneller ansteigt, wenn eine Mahlzeit schneller verdaut wird. Der Stoffwechsel reguliert dann dagegen und fährt den Blutzuckerspiegel möglichst schnell wieder nach unten, oft sogar unter den Normalwert. Ein niedriger Blutzuckerspiegel löst wiederum Hunger aus, sodass auch auf diesem Weg eine fettarme Ernährung zu häufigerem Hunger und damit zu einem über den Tag größeren Kalorienverbrauch beiträgt.

Woher soll die Energie kommen, wenn wir das Fett reduzieren?

Der individuelle Kalorienbedarf hängt von vielen Faktoren ab, aber zur Erläuterung dieser Problematik gehen wir hier von einem durchschnittlichen Tagesbedarf von 2000 kcal aus. Es gibt Menschen, die deutlich mehr benötigen und andere benötigen deutlich weniger, aber für diese Überlegungen spielt das keine Rolle.

Würde der Fettkonsum extrem reduziert, zum Beispiel auf 200 kcal, so müsste man die restlichen Kalorien aus Eiweiß oder Kohlenhydraten beziehen.

Fettarme Eiweißprodukte (Hühnerbrust, mageres Fleisch, fettarme Milchprodukte) haben nur ungefähr 100 kcal pro 100 g und enthalten ungefähr 20 g Eiweiß. Der Tagesbedarf an Eiweiß liegt – je nach körperlicher Tätigkeit – normalerweise um die 60 bis 80 g. Von fettarmen Eiweißprodukten werden also pro Tag etwa 300 bis 400 g gegessen. Selbst 400 g enthalten aber nur ungefähr 400 kcal. Zusammen mit den 200 kcal (aus Fett bei geringem Fettkonsum) deckt man damit nur 600 kcal des Tagesbedarfs ab.

Will man die restlichen 1400 kcal mit Kohlenhydraten abdecken, muss man zwangsläufig *hoch glykämische Nahrungsmittel, die den Blutzuckerspiegel schnell und stark ansteigen lassen, zu sich nehmen. *Niedrig glykämische Nahrungsmittel, wie viele Gemüse- und manche Obstsorten, enthalten sehr wenige Kalorien. Selbst 500 g Obst und Gemüse würden also nur um die 200 kcal liefern, und viele essen deutlich weniger als diese 500 g.

Es bleiben also mehr als 1200 kcal, die durch hoch glykämische Nahrungsmittel – also vor allem durch Getreideprodukte, Zucker und Alkohol – abgedeckt werden müssen. Und hier liegt genau das Problem, mit dem viele konfrontiert sind, die ihren Fettkonsum

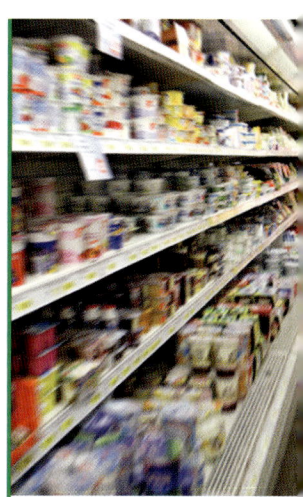

Weniger Fett bedeutet mehr Kohlenhydrate, also einen höheren Blutzuckerspiegel.

reduzieren wollen. Diese hoch glykämischen Nahrungsmittel haben nämlich die fatale Eigenschaft, schnell in Zucker umgewandelt zu werden und so den Blutzuckerspiegel rasch in die Höhe zu treiben. Der Stoffwechsel ist jedoch darauf ausgerichtet, einen hohen Blutzuckerspiegel schnell zu senken. Vor allem wird er gesenkt, indem Zucker in Fett umgewandelt und so aus dem Blut entfernt wird.

Dies hat jedoch zwei Nebenwirkungen:

– Wer viele Kohlenhydrate zu sich nimmt, „macht sich das Fett selbst" und nimmt zwangsläufig zu.
– Die heftige Gegenregulation des Körpers führt oft zu einem erniedrigten Blutzuckerspiegel, der Hunger auslöst, vor allem auf hoch glykämische Nahrungsmittel, die schnell in der Lage sind, den zu niedrigen Blutzuckerspiegel zu steigern. Damit beginnt ein Teufelskreis, mit ständig neuen Heißhungerattacken, stark schwankendem Blutzuckerspiegel und stetiger Gewichtszunahme.

Die Lösung: Ein Fettverbrauch, der mehr als 35 Prozent des Tagesbedarfs deckt

Anders ist es, wenn man den Fettverbrauch nicht einschränkt, sondern 35 Prozent oder mehr der Kalorien aus Fett bezieht. Gehen wir von 35 Prozent aus, um diesen Gedanken zu verdeutlichen: 35 Prozent der 2000 kcal im obigen Beispiel sind 700 kcal. In diesem Fall würde man statt der oben gerechneten 200 kcal also weitere 500 kcal aus Fett beziehen, müsste also statt 1200 kcal aus Kohlenhydraten nur noch 700 kcal aus diesen beziehen, das heißt deutlich weniger.

Außerdem und mindestens genauso wichtig: Das Fett sorgt dafür, dass die Mahlzeiten langsamer verdaut werden, der Blutzuckerspiegel langsamer und weniger stark ansteigt, also keine so drastische Gegenregulation nötig ist, und dass man länger satt bleibt – Heißhungerattacken entfallen. Alles in allem führt ein Fettverbrauch in dieser Größenordnung daher dazu, dass man leichter sein Gewicht halten oder sogar Übergewicht abbauen kann.

Seit unserer Kindheit wird uns eingetrichtert, dass Fett nicht gesund ist. Selbst wenn Sie jetzt wissen, dass Fett nicht generell

Die Tatsache: Wer mehr Fett zu sich nimmt, kann sein Gewicht leichter regulieren – auch wenn es der gängigen Meinung widerspricht.

ungesund ist und manche Sorten sogar sehr gesund sind, werden Sie immer wieder einmal ein schlechtes Gewissen haben, wenn Sie viel Fett zu sich nehmen. Was uns über Jahrzehnte eingetrichtert wurde und auch heute noch tagtäglich vorgebetet wird, lässt sich nicht ohne Weiteres vergessen. Sie können sich nur immer wieder bewusst machen, dass diese verinnerlichten Ideen nicht richtig sind, und sollten sich zumindest erlauben, für einige Monate auszuprobieren, wie gut es Ihnen geht, wenn Sie ausreichend Fett zu sich nehmen. Wenn das Fett, das Sie verwenden, vor allem Kokosöl ist, werden Sie schnell merken, dass viel Fett tatsächlich besser als wenig Fett ist.

Gesättigte Fettsäuren verwenden?

Es ist also nicht sinnvoll, den Fettverbrauch einzuschränken. Stattdessen sollten ungeeignete Fette und Öle durch Kokosöl ersetzt werden. Dieser Ansatz ist nicht nur ungefährlich, sondern sogar in der Lage, viele Krankheiten zu verhindern bzw. zu bessern und ist keineswegs ungesund. Die *mittelkettigen* Fettsäuren des Kokosöls haben eine völlig andere Wirkung als die *langkettigen*, aus denen die meisten anderen Öle vor allem bestehen und müssen daher auch ganz anders beurteilt werden. Diese mittelkettigen Fette machen Kokosöl zu einem sehr gesunden Öl.

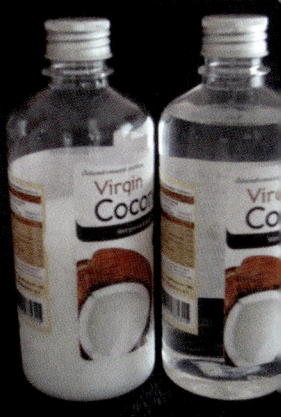

Kokosöl ist nicht nur harmlos, sondern sehr gesund (links fest, rechts flüssig).

Die potenziellen Risiken, die die meisten Öle aufgrund ihres hohen Gehalts an ungesättigten Fettsäuren mit sich bringen, sind also nicht der einzige Grund, warum Kokosöl mit seinem niedrigen Anteil an ungesättigten Fettsäuren von 8 Prozent – und davon sind lediglich 2 Prozent mehrfach ungesättigt – häufiger verwendet werden sollte.

Mittelkettige Fettsäuren: Schnell und leicht verfügbare Energie

Der Körper geht mit kurz- und mittelkettigen Fettsäuren ganz anders um als mit langkettigen. Zum Beispiel müssen die langkettigen Fette an ein spezielles Transporteiweiß (*Lipoprotein) gebunden werden, um über die Lymphe und das Blut zu den Zellen zu gelangen, dort verwertet oder im Fettgewebe gespeichert zu werden.

Die kurz- und mittelkettigen Fettsäuren brauchen dieses Transporteiweiß nicht. Sie nehmen sowieso einen anderen Weg und gehen nur zu einem kleinen Anteil in die Lymphe über. Zum Großteil gelangen sie sehr schnell aus dem Darm über die *Pfortader direkt zur Leber, sie sind also erst mal nicht im Körper „unterwegs", sondern stehen sehr schnell zur Energieproduktion zur Verfügung.[1, 2]

In der Leber werden sie teilweise zur Energiegewinnung verwendet. Die in der Leber produzierten Energiepakete (*ATP) können dann sehr rasch genutzt und ihre Energie kann schnell freigesetzt werden.

Ketone – fast vergessene Energielieferanten

Zum Teil werden die mittelkettigen Fettsäuren aber auch in der Leber in Ketone umgewandelt. Ketone hatten – und haben bei uninformierten Therapeuten heute noch – einen schlechten Ruf. Die meisten kennen sie nur in Zusammenhang mit extremer Ketoazidose, einer potenziell tödlichen Situation, die besonders bei Typ-1-Diabetes auftreten kann. Dass Ketone eine wichtige Rolle bei der Energieversorgung spielen können und oft lebensrettend sind, ist den meisten nicht bewusst. Ausschlaggebend sind in diesem Zusammenhang drei Faktoren:

1. Unser Gehirn verbraucht ungefähr 20 Prozent unseres täglichen Energiekonsums. Wird es nicht ausreichend mit Energie versorgt, sterben Gehirnzellen ab. Es kann aber zur Energieproduktion kein Fett benutzen – wie die meisten anderen Körperzellen –, sondern

verwendet dazu normalerweise *Glukose, die aus Kohlenhydraten stammt.

2. Der Körpervorrat an Glukose ist klein und reicht nur für kurze Zeit. Es müssen also ständig Kohlenhydrate verzehrt werden, um diese Vorräte wieder aufzufüllen. Ist das nicht möglich, wie in Hungersnöten, kann der Körper notfalls in der *Glukoneogenese aus Eiweiß Glukose herstellen. Eiweiß findet sich aber – in Hungerzeiten – nur in den eigenen Muskeln, die dadurch abgebaut werden, was nur für kurze Zeit ohne schädliche Folgen bleibt.

3. Deshalb gibt es eine zweite Möglichkeit, das Nervensystem und vor allem das Gehirn mit Energie zu versorgen, wenn keine Kohlenhydrate zur Verfügung stehen: Das Gehirn kann Energie auch aus Ketonen beziehen. Das Schöne dabei ist, dass Ketone aus Fett gebildet werden. Die Leber kann also aus Fett Ketone bilden, die sie ins Blut abgibt und die so zum Gehirn gelangen. Es müssen also nicht unbedingt Muskeln abgebaut werden, um das Gehirn zu versorgen. Dabei bleiben die Konzentrationen der Ketone niedrig genug, sich nicht negativ auszuwirken.[3, 4, 5]

Ketone sind also an sich nicht gefährlich, sondern ermöglichen Menschen mit ausreichenden Körperfettvorräten in Hungerzeiten das Überleben – bei ausreichenden Polstern sogar über mehrere Monate (während man beim Abbau der eigenen Muskeln maximal ein paar Wochen überleben kann). Wahrscheinlich hätte die Menschheit nie ein Gehirn mit solch hohem Energiebedarf entwickeln und häufig lange Hungerperioden überleben können, gäbe es nicht diese Möglichkeit der Energiegewinnung durch Ketone.[6, 7, 8]

Ketone werden in größeren Mengen nur während Hungerperioden oder bei kohlenhydratarmen, sogenannten ketogenen Diäten (und in größeren Mengen erst nach einigen Tagen) hergestellt. Aber – und hier kommt wieder Kokosöl ins Spiel – sie werden auch in geringeren Mengen ständig aus mittelkettigen Fetten hergestellt. Weil die mittelkettigen Fettsäuren so schnell aus der Nahrung freigesetzt werden, auf kurzem Weg zur Leber gelangen und somit als Erstes zur Energieproduktion zur Verfügung stehen, und weil sie besonders leicht in Ketone umgewandelt werden können, führt der Verzehr von

Kokosölkonsum erhöht die Ketonproduktion.

mittelkettigen Fetten zu einem Anstieg von Ketonen im Blut. Je mehr Zeit seit der letzten Kohlenhydratzufuhr verstrichen ist, umso mehr Ketone werden hergestellt.

Ketone verhindern den Tod von Nervenzellen.

Wozu ist das gut? Bei einer Reihe von Krankheiten des Nervensystems – wie Morbus Alzheimer und Morbus Parkinson – spielt die Unterversorgung der Nervenzellen mit Glukose und dadurch mit Energie eine entscheidende Rolle für deren Entstehung und Verlauf. Gelingt es, diese Zellen mithilfe von Ketonen mit zusätzlicher Energie zu versorgen, können diese Krankheiten verhindert oder ihr Verlauf verbessert werden. (Mehr dazu in den Abschnitten zu diesen Krankheiten ab S. 70 ff.)

Ketone haben noch weitere Vorteile: Sie kommen bei der Energieerzeugung mit weniger Sauerstoff aus, können also Zellbereiche vor dem Absterben bewahren, die mit zu wenig Sauerstoff versorgt werden. Und: Ketone produzieren ungefähr 25 Prozent mehr Energie als Glukose, sie können also leistungssteigernd wirken.

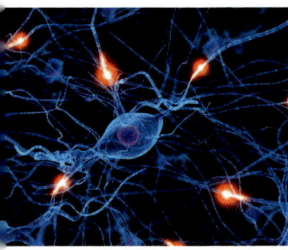

Es gibt Pläne, Ketone preiswert und in großen Mengen herzustellen, besonders für den Einsatz bei den erwähnten Krankheiten. Solange sie jedoch noch nicht zur Verfügung stehen, bietet Kokosöl die Möglichkeit, den Körper auf einfachste Weise verstärkt mit Ketonen zu versorgen.[9, 10, 11]

Privilegierter Zugang ins Zellinnere

Mittelkettige Fettsäuren, die nicht in der Leber in Energiepakete oder Ketone umgesetzt werden, gelangen über das Blut zu anderen Körperzellen und können diesen auch auf diesem Weg zusätzliche Energie liefern. Denn im Gegensatz zur Glukose und den langkettigen Fettsäuren, die normalerweise die meiste Energie liefern, können die mittelkettigen Fettsäuren problemlos in die Zelle und dort in die Mitochondrien gelangen.

Mittelkettige Fettsäuren können auch ohne die Hilfe von Insulin in das Zellinnere vordringen.

Glukose und langkettige Fettsäuren müssen erst mithilfe von Insulin in die Zelle eingeschleust werden. Das ist normalerweise kein Problem, solange auf der Zelloberfläche genügend Insulinrezeptoren vorhanden sind und die Bauchspeicheldrüse ausreichend Insulin produziert. Bei diversen Krankheiten wie Typ-2-Diabetes sind jedoch zu wenige Rezeptoren vorhanden, sodass weder genügend Glukose noch langkettige Fettsäuren in die Zellen gelangen und es diesen an Energie mangelt, oft mit fatalen Folgen: Unterversorgte Zellen sterben ab.

Mittelkettige Fettsäuren dagegen können ohne Hilfe dieser Rezeptoren in die Zelle gelangen und ihnen als Energielieferant dienen – sofern in der Nahrung eine ausreichende Menge dieser leicht verfügbaren Fettsäuren enthalten ist.[12, 13]

Kapitel 4 – Kokosöl: gut für Gesundheit und Leistungsfähigkeit

Kokosöl ist kein Wundermittel. Aber es ist erstaunlich, wie viele Krankheiten es aufgrund seiner ungewöhnlichen Eigenschaften und besonderen Verstoffwechselung mildern oder sogar verhindern kann. Die positiven Wirkungen beeinflussen so viele Bereiche, dass man es guten Gewissens als universelles Tonikum bezeichnen kann. Selbst Bereiche, auf die es nicht direkt einwirkt, werden indirekt gebessert, da es die Gesundheit insgesamt und damit die Selbstheilungskräfte unterstützt und den Körper in die Lage versetzt, sehr viele Krankheiten erfolgreich zu bekämpfen.

Die unterschiedliche Wirkung von Triglyzeriden und freien Fettsäuren

Die Fettsäuren des Kokosöls werden erst nach Lösung aus dem Glyzerinverbund aktiv und entfalten so Ihre gesundheitsfördernde Wirkung, wo sie benötigt wird.

Wenn es im Folgenden um die positive Wirkung von Kokosöl geht, sollte man bedenken, dass die Fettsäuren ihre Wirkung erst entfalten können, wenn sie nicht mehr in Triglyzeride eingebunden sind, sondern entweder als *Monoglyzerid oder als *freie Fettsäure vorliegen. Deshalb können Kokosnüsse und Kokosmilch durchaus von Schimmel und anderen Keimen befallen werden, denn die Fettsäuren sind da noch in der nicht-aktiven Form als Triglyzeride gebunden. Aber bereits bei Kontakt mit den aufspaltenden Fettenzymen im Speichel und später im Dünndarm werden die Triglyzeride zerlegt und die Fettsäuren können ihre Wirkung entfalten. Auf der Haut kann Kokosöl ebenfalls gegen pathogene Keime wirken, da die Hautbakterien den Triglyzeridverbund lösen und die so entstandenen freien Fettsäuren dann positiv wirken können.

Bakterien, Viren, Pilze und Parasiten

Wir halten es für selbstverständlich, dass uns ein ganzes Arsenal an Medikamenten gegen Krankheitserreger zur Verfügung steht. Doch unproblematisch ist die Anwendung dieser Mittel nicht. Immer mehr Erreger werden unempfindlich und die Nebenwirkungen dieser Medikamente sind oft problematisch. Und gegen viele Erreger – zum Beispiel gegen Viren – gibt es gar keine Medikamente. Wäre es da nicht praktisch, wenn es Mittel gäbe, die uns von vorneherein gegen viele Keime schützen könnten? Kokosöl enthält sie in Form der mittelkettigen Fettsäuren, besonders der Laurinsäure und der Caprylsäure.

Die Zellwände vieler Krankheitserreger bestehen überwiegend aus Fett. Doch im Gegensatz zu den sehr stabilen Zellwänden des Menschen sind sie bei vielen Keimen dünner, weicher und empfindlicher. Kommen sie in Kontakt mit mittelkettigen Fettsäuren, wirken diese wie ein Lösungsmittel, weichen die Zellwände auf und zerstören sie oder machen sie zumindest für das Immunsystem angreifbarer. Ein weiterer Vorteil: Gegen diese Wirkung können pathogene Keime keine Resistenzen entwickeln.

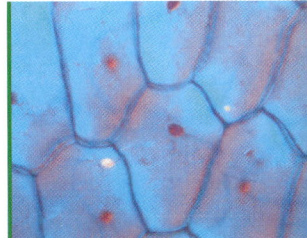

Kokosöl kann pathogene Keime auflösen.

Besonders stark wirkt dabei Laurinsäure, doch Capron-, Caprin-, Capryl- und Myristinsäure unterstützen diese Wirkung.

Weil Laurinsäure so gut gegen Krankheitskeime wirkt, ist sie auch in menschlicher Muttermilch enthalten. Sie schützt das noch nicht voll ausgebildete Immunsystem des Babys vor einer großen Anzahl von Keimen. Werden Kinder nicht gestillt, entgeht ihnen dieser wertvolle Stoff, es sei denn, der Babynahrung wird Kokosöl oder

Laurinsäure schützt Babys vor Krankheiten.

laurinsäurehaltiges *MCT-Fett zugegeben. Inzwischen wird dies zum Beispiel im Krankenhaus bei der Ernährung von Frühgeborenen eingesetzt und ist auch in manchen kommerziellen Babynahrungen enthalten.

Die für andere Zwecke – v. a. als Energielieferanten im Sport – angebotenen MCT-Fette enthalten übrigens oft keine oder nur sehr wenig Laurinsäure und sind dann für einen antiviralen und anti-

Nicht alle MCT-Fette enthalten Laurinsäure.

bakteriellen Einsatz völlig ungeeignet. In diesem Fall ist Kokosöl die bessere Wahl.[1, 2, 3]

Unverwüstliche Viren?

Trotz langjähriger Forschung sind bisher keine Medikamente entwickelt worden, die Viren erfolgreich bekämpfen können. Wir sind nach wie vor auf die Abwehrkräfte des Körpers angewiesen, um virale Krankheiten zu bekämpfen und können das Immunsystem bestenfalls unterstützen. Viele Virenarten sind jedoch von einer Zellwand umgeben, die durch mittelkettige Fettsäuren angegriffen werden kann.[4, 5, 6, 7, 8]

Dies trifft zum Beispiel auf die Erreger von Grippe, Herpes simplex, Masern, Pfeiffersches Drüsenfieber, Hepatitis C, Epstein-Barr und Zytomegalie zu.

Kokosöl gegen Aids?

Auch der Aids-Virus gehört zu diesen Viren und es gibt vielversprechende und erfolgreiche Versuche, die Keimzahl bei HIV-Patienten durch die zusätzliche Gabe von Kokosöl zu verringern.[9, 10]

Sowohl aus Versuchen in verschiedenen Kliniken als auch aus Erfahrungsberichten von HIV-Patienten werden deutliche Besserungen gemeldet, oft mit deutlicher Verringerung der Virenbelastung und starkem Anstieg der Zahl von CD4-Zellen (Abwehrzellen des Immunsystems).

Natürlich soll Kokosöl andere Behandlungsmethoden nicht ersetzen, es kann jedoch eine sinnvolle Ergänzung sein. Denn Kokosöl hat noch einen weiteren Vorteil: Oft ist als Begleiterscheinung von Aids –

und der eingesetzten Medikamente – das Verdauungssystem geschwächt und die Darmflora stark gestört. Dies führt oft zu deutlichem Untergewicht.

Kokosöl wird leicht aufgenommen, kann also selbst bei geschwächtem Verdauungssystem die dringend benötigte Energie liefern. In den erwähnten Studien hat sich gezeigt, dass Kokosöl innerhalb weniger Wochen das Gewicht untergewichtiger HIV-Patienten ansteigen ließ. Und da Kokosöl risikolos in den im Folgenden empfohlenen Mengen verwendet werden kann, spricht auch nichts dagegen, es in diesem Fall auszuprobieren und nach einigen Monaten eigene Schlüsse zu ziehen. Die Erfolge sind oft verblüffend.

> Untergewichtige HIV-Patienten nehmen durch Kokosöl leichter zu.

Kokosöl gegen Schnupfen?

Den Schnupfenviren fehlt leider die Fetthülle und sie werden daher von Kokosöl nicht angegriffen. Trotzdem ist es sinnvoll, auch beim ersten Anzeichen eines Schnupfens verstärkt Kokosöl zu konsumieren. Zum einen lässt sich an ersten Symptomen oft nicht erkennen, ob es sich wirklich um einen Schnupfen oder vielleicht doch um eine Grippe oder eine andere Viruserkrankung handelt. Und selbst wenn es ein Schnupfen ist, kann das Kokosöl das Immunsystem unterstützen und von der Belastung durch andere Keime befreien. In der Praxis hat sich gezeigt, dass ein Schnupfen häufig deutlich schwächer und schneller als gewöhnlich verläuft, wenn Kokosöl konsumiert wird.

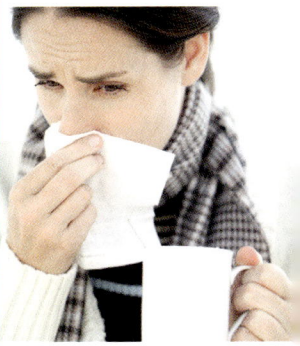

Für folgende Viren ist eine Schädigung durch Kokosöl bereits nachgewiesen:

Virenart	Verursachte Krankheit
Coxsackie-B4-Virus	Erkältung, virale Meningitis, Myokarditis
Epstein-Barr-Virus	Infektiöse Mononukleose (Pfeiffersches Drüsenfieber)
Grippevirus	Grippe

Virenart	Verursachte Krankheit
Hepatitis-C-Virus	Hepatitis C
Herpes simplex (HSV-1 und HSV-2)	Lippenherpes, Genitalherpes, Neugeborenenherpes
Humanes Immundefizienz-Virus (HIV)	HIV-Infektion AIDS (Acquired Immune Deficiency Syndrome)
Humanes Cytomegalie-Virus (HCMV)	Zytomegalie
Humanes Metapneumovirus	Atemwegsinfektion
Humanes T-lymphotropes Virus 1 (HTLV-1)	T-Zell-Leukämie, Tropische Spastische Paraparese
Masern-Virus	Masern
SARS-Coronavirus	SARS-Lungenkrankheit
Syncytialvirus	Infektion der oberen Atemwege

Gezielter Einsatz gegen Bakterien

Bakterielle Infektionen können lebensbedrohlich sein und der Einsatz eines Antibiotikums ist dann durchaus sinnvoll. Leider werden Antibiotika jedoch viel zu oft ohne Not verschrieben. Einerseits werden dadurch immer mehr Bakterien unempfindlich gegenüber sehr vielen Antibiotika, andererseits leiden viele Patienten durch die Behandlung unter deren diversen Nebenwirkungen, zum Beispiel als Folge der Zerstörung der Darmflora, weil Antibiotika häufig „nebenbei" auch die uns nützlichen Darmbakterien zerstören und so unter anderem die Entwicklung der Pilzerkrankung Candida albicans fördern.

Auch unter den Bakterien gibt es viele Stämme, deren Zellwände durch mittelkettige Fettsäuren angegriffen und aufgeweicht werden können.[11, 12, 13, 14, 15, 16] Darunter sind durchaus gravierende Krankheiten und ich will sicherlich nicht empfehlen, auf einen Einsatz von Antibiotika zu verzichten, wenn eine Krankheit sich bereits entwickelt hat. Viel sinnvoller ist es, die mittelkettigen Fettsäuren bzw. das

Kokosöl vorbeugend einzusetzen, als selbstverständlichen Teil der täglichen Ernährung. Dadurch werden Infektionen oft bereits in ihrer Entstehung unterbunden. Die Krankheit wird gar nicht erst zum Ausbruch kommen, Sie werden lediglich bemerken, dass Ihre Anfälligkeit für Infektionen sinkt.

Kokosöl ist wirksam bei folgenden Bakterien:

Bakterienart	Verursachte Krankheit
Acinetobacte baumanii	Wundinfektionen, Lungenentzündungen, Meningitis
Chlamydien	Konjunktivitis, Infektionen der Geschlechtsorgane, Lungenentzündung, Papageienkrankheit, Zahnbettentzündung
Grampositive Bakterien	Botulismus, Gastroenteritis, Milzbrand, Tetanus
Haemophilus influenzae	Bronchitis, Epiglottitis, Pneumonie
Helicobacter pylori	Magengeschwür
Listeria monocytogenes	Listeriose
Neisseriabakterien	Gonorrhö, Meningitis
Pseudomonas aeruginosa	Lungenentzündung, Harnwegsinfektionen, Enterokolitis, Meningitis, Otitis externa
Staphylococcusbakterien	Harnwegsinfektionen, Lebensmittelvergiftung, Staphylokokkeninfektionen
Streptobazillen	Lungenentzündung, Ohrenschmerzen, Karies, Racheninfektion, Rheumatisches Fieber, Sinusitis

Bei chronischen Krankheiten (wie bei chronischer Nebenhöhlen- oder Blasenentzündung) oder bei immer wieder aufflammenden Erkrankungen (wie Magengeschwüre, die durch Helicobacter pylori verursacht werden) gilt Ähnliches: Sie werden feststellen, dass sich die chronischen Symptome langsam bessern oder die Krankheitsschübe seltener werden bzw. nicht mehr auftreten. Da Kokosöl keine Nebenwirkungen hat und zum Beispiel die *Symbionten im Darm nicht angreift, spricht nichts dagegen, es auszuprobieren.

Pilzinfektionen sind zäh

Pilze sind Opportunisten, die normalerweise in geringer Zahl im Körper vorhanden sind und sich immer dann ausbreiten, wenn ihnen dazu Gelegenheit geboten wird, vor allem im Darm.

Unser Darm ist mit Bakterien besiedelt, die dort diverse, für uns vorteilhafte Funktionen erfüllen. Unter anderem verhindern sie die Ausbreitung von *pathogenen Bakterien und Pilzen, bekämpfen und verdrängen sie. Wenn aber die uns freundlich gesonnenen Darmbakterien zum Beispiel durch Antibiotika vernichtet werden, wenn das Immunsystem geschwächt ist (wie bei einer HIV-Infektion), oder wenn Pilze durch hohen Kohlenhydratkonsum gemästet werden, nimmt ihre Zahl oft sehr stark zu, vor allem in Form der berüchtigten Candida albicans.

Diese Pilze breiten sich dann im Darm aus, aber auch in der Vaginalschleimhaut oder auf der Haut, und sie können sogar den ganzen Körper befallen. Das ist dann zumindest unangenehm, oft sehr belastend und manchmal sogar lebensbedrohlich. Die von ihnen erzeugten Gifte belasten den gesamten Körper, rauben Energie, führen zu chronischer Erschöpfung und schwächen das Immunsystem. Sie können zu chronischen Kopfschmerzen, Verdauungsproblemen, Allergien, Gelenkschmerzen, Blasenentzündungen, Hautpilz, Hyperaktivität, Lernstörungen und einer ganzen Reihe von anderen Problemen führen. Auch in solchen Fällen kann Kokosöl, beziehungsweise eine der darin enthaltenen mittelkettigen Fettsäuren, die Caprylsäure, helfen.[17]

Um eine bestehende Infektion wirksam zu bekämpfen, reicht der Anteil von Caprylsäure im Kokosöl allerdings nicht aus. Sinnvoller sind Präparate, die sie in konzentrierter Form enthalten.

Natürlich sind auch bei der Gabe von Caprylsäure zusätzliche Maßnahmen nötig, zum Beispiel eine Veränderung der Ernährung (vor allem eine verringerte Aufnahme hoch glykämischer Kohlenhydrate) und eine Regeneration der Darmflora.

Wenn der Gehalt des Kokosöls an Caprylsäure mit etwa 8 Prozent auch nicht ausreicht, eine bereits bestehende Pilzinfektion zu bekämpfen, so kann eine tägliche Aufnahme im Rahmen der Ernährung durchaus dazu beitragen, ihre Vermehrung einzudämmen.

Pilze treten nicht nur im Darm auf, sondern auch auf der Haut. Auch bei Fußpilz und anderen pilzbedingten Hauterkrankungen hilft Caprylsäure, wobei sie dann am besten sowohl innerlich als auch äußerlich angewendet wird.

Parasiten

Während Viren, Bakterien und Pilze oft als Krankheitserreger in Betracht gezogen werden, übersieht man meist Parasiteninfektionen als mögliche Ursache von Beschwerden. Dabei können sowohl die mikroskopisch kleinen Giardien oder die bis zu mehreren Metern langen Bandwürmer sowie viele andere Darmparasiten schwere Probleme verursachen.

Parasiten werden häufig als Krankheitsursache übersehen.

In vielen Fällen kann Kokosöl helfen, vor allem bei Giardien, Madenwürmern und Protozoen. Bei Bandwürmern und Fadenwürmern (wie dem Spulwurm) hilft Kokos ebenfalls, allerdings wirken hier Kokosflocken noch besser als Kokosöl. Bei Versuchen in Indien stellte man fest, dass Kokosflocken, gefolgt von Bittersalz, einen großen Teil der Würmer aus dem Darm vertreiben und besser wirken als chemische Wurmmittel, ohne allerdings deren Nebenwirkungen zu produzieren.[18] Dazu sollte man eine große Portion (ungefähr 600 ml) Kokosflocken – gemischt mit Joghurt, Apfelmus oder in einer anderen Zubereitung, in der es sich angenehm essen lässt – zu sich nehmen, notfalls auch über mehrere Stunden verteilt. Ein bis zwei Stunden später löst man in einem viertel Liter lauwarmem Wasser einen gestrichenen Teelöffel Bittersalz (oder zwei Teelöffel *F.X. Passagesalz*) auf und trinkt dies. Die abführende Wirkung des Bittersalzes setzt meist nach ein paar Stunden ein, manchmal aber auch deutlich schneller. Diese Behandlung sollte im Abstand von ein bis zwei Tagen mehrmals durchgeführt werden, bis man sicher ist, dass alle Würmer ausgeschieden wurden.

Hautparasiten und Ungeziefer

Nicht nur Parasiten im Darm, auch äußerlich vorkommende Parasiten können durch Kokosöl geschädigt oder vertrieben werden. In Kapitel 6 ab Seite 92 über die äußerliche Anwendung gehen wir näher auf die Anwendung gegen Läuse, Zecken und andere Hautparasiten ein.

Chronische Erschöpfung (CFS: Chronic Fatigue Syndrome)

Chronische Infektionen tragen zu chronischer Erschöpfung bei.

Viele mögliche Ursachen können zur Entstehung des chronischen Erschöpfungssyndroms beitragen. Chronische Infektionen sind eine wichtige Ursache, also Infektionen mit Keimen, die der Körper nie vollständig überwinden kann. Er hält sie zwar in Schach, muss dafür aber viel Energie aufwenden und sein Immunsystem wird ständig belastet. Vor allem Keime wie das Epstein-Barr-Virus, wie Herpesviren, Candida albicans oder Giardien neigen dazu, solche chronischen Infektionen zu verursachen, aber auch viele andere Keime kommen in Frage. Da Kokosöl zusätzliche Energie liefert und vor allem den Körper in seinem Kampf gegen diese Keime unterstützen kann, bessert es den Zustand bei chronischer Erschöpfung oft deutlich.

Probleme des Verdauungssystems

Kokosöl und andere Kokosprodukte können vor allem aus zwei Gründen sinnvoll bei Problemen des Verdauungssystems eingesetzt werden: Zum einen können die Fette des Kokosöls selbst bei einem schwachen Verdauungssystem noch leicht aufgenommen werden, und zum anderen wirken sie gegen *pathogene Keime, die viele Probleme im Verdauungssystem verursachen.

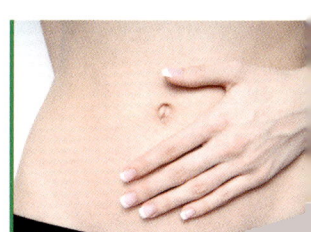

Gallen- oder Bauchspeicheldrüsenschwäche

Gallenflüssigkeit wird benötigt, um langkettige Fette zu *emulgieren, damit sie von Fett abbauenden Enzymen zersetzt werden können. Ist die Gallenblase erkrankt, wurde sie entfernt oder werden zu wenige Fett verdauende Enzyme produziert, können diese Fette kaum noch verdaut werden. Der Fettkonsum muss daher stark eingeschränkt werden – oder man verwendet statt der üblichen Fette Kokosöl. Die mittelkettigen Fettsäuren im Kokosöl werden zu einem großen Teil bereits durch den Speichel und im Magen aus ihrem Fettverbund freigesetzt, sodass keine Gallenflüssigkeit und keine Bauchspeicheldrüsenenzyme für ihre Verdauung benötigt werden – wenn die Speisen gut gekaut und eingespeichelt wurden. Kokosöl kann daher andere, schwer verdauliche Fette weitgehend ersetzen.[19]

Wer an einer Verdauungsschwäche leidet, dem kann Kokosöl helfen, besser mit Fett und Energie versorgt zu werden. Untergewichtigen, deren Gewichtsprobleme durch eine Verdauungsschwäche verursacht werden, hilft Kokosöl sogar, wieder zuzunehmen. Daher sollte Kokosöl bei allen Formen von *Maldigestion und *Malabsorption in Erwägung gezogen werden, zum Beispiel bei Gallensteinen (die den Zufluss von Gallenflüssigkeit in den Dünndarm behindern), sowie bei Erkrankungen der Bauchspeicheldrüse, bei denen es zu einer zu geringen Produktion und Abgabe Fett verdauender Enzyme kommt. Gerade für ältere Menschen, die oft Probleme mit der Fettverdauung haben, ist Kokosöl besonders geeignet.

Gallensteine

Es gibt unterschiedlich zusammengesetzte Gallensteine. Zumindest die häufig vorkommenden Cholesteringallensteine lassen sich durch die im Kokosöl enthaltenen Capryl- und Caprinsäuren auflösen, sodass eine Operation häufig vermieden werden kann, wenn Kokosöl über einen längeren Zeitraum konsumiert wird.[20, 21]

Entzündungen im Verdauungssystem

Die Ursachen für Reizdarm, Colitis ulcerosa, Morbus Crohn und andere Entzündungen im Verdauungssystem sind bisher weitgehend unbekannt. Es gibt allerdings Hinweise darauf, dass auch hier – ähnlich wie beim durch Helicobacter pylori ausgelösten Magengeschwür – Bakterien oder Viren eine entscheidende Rolle spielen können.

Offenbar ist Kokosöl in der Lage, diese Entzündungen zu mildern, weil es die beteiligten pathogenen Keime schwächt und außerdem die Entzündung in der Darmwand mildern kann. Viele Patienten berichten von deutlicher Besserung oder sind sogar symptomfrei, nachdem sie einige Zeit Kokosöl zu sich nehmen.

Kokosfleisch (z. B. als Kokosflocken) wirkt sich ebenfalls positiv aus, da das sehr ballaststoffreiche Kokosfleisch symbiontischen Bakterien als Nahrungsgrundlage dient und sie daraus Energie für die Darmwand gewinnen, was ebenfalls den Heilungsprozess beschleunigt. Dabei reicht offenbar schon der Konsum von relativ geringen Mengen – etwa 50 g Kokosfleisch bzw. Kokosflocken – täglich aus, um eine deutliche Besserung zu erreichen.

> Kokosmakronen helfen bei Morbus Crohn.

Wenn diese Entzündungen über lange Zeit bestehen, verdickt sich oft die Darmwand und die Aufnahme von Nährstoffen durch die Darmwand verschlechtert sich entsprechend, was zu Nährstoffmangel und Untergewicht führen kann. Da Kokosöl sehr leicht aufgenommen wird und auch eine verdickte Darmwand gut passieren kann, trägt es in dieser Situation zur Versorgung des Körpers mit Energie und einigen fettlöslichen Nährstoffen bei und sollte auch aus diesem Grund bei chronischen Darmentzündungen konsumiert werden.[22]

Leberstärkung und Schutz vor Schadstoffen

Die Leber hat sehr viele lebenswichtige Aufgaben, wie die Herstellung von Cholesterin und Gallensaft, den Abbau von Alkohol und anderen

Giften, Stoffwechselabfällen und pathogenen Keimen, den Umbau von Fetten und Eiweißen sowie die Bereitstellung von Energie. Bei ihrer intensiven Arbeit entstehen sehr viele freie Radikale, die die Leber zusätzlich belasten. Gallenkanälchen und Lebergänge sind oft von Cholesterinablagerungen blockiert, die den Abfluss von Gallensaft behindern. Ursache ist häufig ein zu großer Konsum ungesättigter Fettsäuren, da diese zwar den Cholesteringehalt des Blutes senken können, die Cholesterinmenge in den Organen aber erhöhen.

Kokosöl ist in der Lage, die Leber in vielen Bereichen zu schützen und ihre Regeneration zu unterstützen. Seine mittelkettigen Fettsäuren verringern das Cholesterin in der Leber und fördern den Fluss des Gallensafts, über den dann verstärkt *Toxine ausgeschieden werden können. Es ist zwar bisher nicht geklärt, welche Mechanismen dafür verantwortlich sind, aber in diversen Versuchen wurde festgestellt, dass Kokosöl die Leber auch vor dem Angriff freier Radikale und vieler Toxine wie Alkohol, bakteriellen Giften und einer ganzen Reihe anderer Schadstoffe schützt.[23, 24]

> Kokosöl kann die Leber vor den Angriffen von Toxinen und freien Radikalen schützen.

Es unterstützt durch seine *antimikrobiellen Eigenschaften und seine anregende Wirkung auf das Immunsystem den Abbau von pathogenen Keimen (wie bei Hepatitis C) und entlastet so ebenfalls die Leber.[25, 26, 27, 28, 29] Und es versorgt die Leber mit leicht verfügbarer zusätzlicher Energie, da die mittelkettigen Fette nicht erst in den Blutkreislauf gelangen, sondern über die Leberpfortader direkt vom Dünndarm in die Leber transportiert und dort schnell in Energie umgesetzt werden.

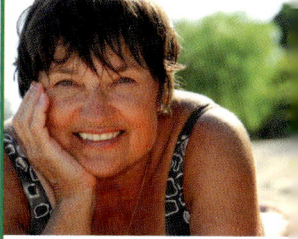

Sodbrennen

Nach vielen Erfahrungsberichten hilft Kokosöl offenbar häufig gegen Sodbrennen. Dies könnte unter anderem auf einer Wirkung gegen pathogene Keime im Magen zurückzuführen sein oder auf eine Besserung der Muskeltätigkeit des Ringmuskels, der die Speiseröhre gegen den Magen schließt.

Diabetes

Kokosöl ist wegen seiner ungewöhnlichen Eigenschaften besonders geeignet, die Entstehung von Diabetes zu verhindern oder bei bereits vorhandenem Diabetes dessen Auswirkungen zu verringern.

Es gibt zwei Arten von Diabetes: Beim angeborenen Diabetes vom Typ 1 erzeugt die Bauchspeicheldrüse nicht genügend Insulin. Beim erworbenen Typ-2-Diabetes – der häufigsten Art – ist die Anzahl der Insulinrezeptoren, die für den Transport von Blutzucker (Glukose) und langkettigen Fettsäuren in die Körperzellen benötigt werden, auf der Zelloberfläche so stark reduziert, dass die Zellen nicht mehr ausreichend mit diesen beiden wichtigen Energieträgern versorgt werden können. In beiden Fällen sind zwar ausreichend Glukose und Fett im Blut enthalten, gelangen aber nicht in die Zellen. Immer mehr Zellen sterben ab und mit der Zeit werden ganze Organe und Organsysteme geschädigt.

Unbehandelt enden beide Arten von Diabetes schnell tödlich, aber auch wenn die Krankheit behandelt wird, entstehen im Lauf der Jahre meist eine Reihe von Gesundheitsproblemen. Herzinfarkt und Schlaganfall sind die häufigsten Todesursachen bei Diabetes, andere Probleme, wie Nierenkrankheiten, Blindheit und Nervenstörungen (Neuropathien) vor allem in den Beinen sowie eine Reihe von anderen Beschwerden, treten häufig auf.

Einige besondere Eigenschaften von Kokosöl machen es für Diabetiker und alle, die Diabetes *verhindern* möchten, besonders interessant. Normalerweise wird Diabetikern zwar empfohlen, die Fettmenge zu reduzieren, zumal die meisten Diabetiker übergewichtig sind und Bauchfett mit zur Entstehung von Typ-2-Diabetes beiträgt. Für Kokosöl sollte diese Einschränkung jedoch nicht gelten, denn Kokosöl trägt sogar zum Abbau von Bauchfett bei.

Fettreduzierung wurde noch aus einem anderen Grund empfohlen: Langkettige gesättigte Fettsäuren und Omega-6-Fettsäuren sind dafür bekannt, dass sie die Insulinresistenz steigern, es den Zellen also erschweren, Glukose aufzunehmen. Daher ist es sinnvoll, zumindest alle Omega-6-reichen Pflanzenöle so weit wie möglich zu meiden,

Bei Insulinresistenz gelangen zu wenig Zucker und Fett in die Zellen.

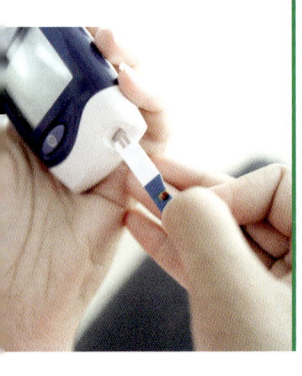

um die Insulinresistenz nicht zu steigern.[30, 31, 32, 33, 34, 35, 36, 37] Mittelkettige Fettsäuren steigern dagegen die Insulinresistenz nicht, sondern können sie sogar senken.[38, 39, 40, 41] Die mittelkettigen Fettsäuren können außerdem die Insulinproduktion der Bauchspeicheldrüse verbessern.[42, 43, 44] Und es ist bekannt, dass Transfette – die zum Beispiel aus Omega-6-Fetten entstehen können – das Diabetesrisiko erhöhen: Wer selbst so wenig wie 5 g Transfette pro Tag zu sich nimmt, erhöht die Wahrscheinlichkeit, an Typ-2-Diabetes zu erkranken, um bis zu 39 Prozent.

Ein weiterer Aspekt: Einige Mineralien und Vitamine können nur mithilfe von Fett in die Zellen hineingelangen. Wenn aber das Fett – wie die langkettigen Fettsäuren – nicht mehr in die Zelle hineingelangt, bleiben auch wichtige Mineralien und Vitamine außen vor und die Zelle kann nicht mehr optimal arbeiten, es kommt zu Mangelerscheinungen. Wird hingegen Kokosöl verwendet, so kann sein Fett diese Nährstoffe in die Zelle transportieren.

Darüber hinaus bietet Kokosöl noch einen entscheidenden Vorteil: Es kann Zellen, die zu wenig Energie in Form von Glukose oder Fett erhalten und in Gefahr sind, abzusterben, mit neuer Energie versorgen (siehe Seite 52) und ihr Absterben verhindern. Zum einen gelangen seine Fettsäuren auch ohne die Mitwirkung von Insulin oder Insulinrezeptoren in die Zelle (und dort in die Mitochondrien) hinein und können in Energie umgesetzt werden, zum anderen (siehe Seite 52) erzeugt die Leber aus einem Teil der mittelkettigen Fettsäuren Ketone, die dann ebenfalls den unterversorgten Zellen zur Verfügung stehen. Deshalb kann Kokosöl oft die Entwicklung diabetischer Neuropathien stoppen oder sie sogar bessern, wie auch viele andere Probleme, die durch mangelnde Energieversorgung der Zellen entstehen.

Die Folgen von Diabetes lassen sich durch Kokosöl vermindern.

Unterversorgte Zellen senden Signale aus, die dazu führen, dass die Insulin- und Zuckerspiegel im Blut ansteigen. Der Zucker kann aber wegen der Insulinresistenz nicht in die Zellen gelangen und bleibt im Blut, wo er zur Entstehung der Folgenschäden von Diabetes beiträgt. Wird dagegen den Zellen durch die mittelkettigen Fette ausreichend Energie zur Verfügung gestellt, senden sie keine Signale aus, die Insulin- und Blutzuckerspiegel steigen nicht an und Folgeschäden bleiben aus.

Ein weiterer Nachteil der Einschränkung mittelkettiger Fette ist: Je weniger Fett eine Mahlzeit enthält, umso schneller und stärker steigt der Blutzuckerspiegel an, was grundsätzlich, aber besonders bei Diabetes problematisch ist. Wird dagegen Kokosöl verwendet, steigt der Blutzuckerspiegel viel langsamer an und es wird weniger Insulin benötigt.

Morbus Alzheimer

Alzheimer entwickelt sich langsam und unbemerkt, über mehrere Jahrzehnte. Kokosöl kann die Entwicklung oft stoppen.

Bisher ist weitgehend unklar, wie Morbus Alzheimer entsteht. Bei ungefähr 20 Prozent sind es genetische Fehlinformationen, bei den restlichen 80 Prozent sind die Gründe noch unbekannt. Allerdings weiß man, dass eine Unterversorgung der Nervenzellen des Gehirns daran beteiligt ist. Glukose, der vom Gehirn normalerweise verwendete Energielieferant, gelangt nicht mehr in ausreichender Menge in die Zellen und dort in die Mitochondrien, weil unter anderem die Zahl der Insulinrezeptoren auf den Nervenzellen reduziert ist („Diabetes des Gehirns“), aber auch aus anderen Gründen. Mehr und mehr unterversorgte Zellen sterben im Lauf der Zeit ab, bis sich nach oft erst 20 bis 30 Jahren erste deutliche Symptome von Morbus Alzheimer zeigen. Gelingt es, diesen unterversorgten Zellen ausreichend Energie zur Verfügung zu stellen, lässt sich ihr Absterben und damit die Entwicklung oder die Verschlimmerung von Alzheimer verhindern oder zumindest verlangsamen.

Forschungen in den letzten Jahren haben gezeigt, dass Ketone hierbei eine wichtige Rolle spielen können (siehe Seite 52), da sie Nervenzellen mit Energie versorgen können, ohne auf Insulinrezeptoren angewiesen zu sein.[45, 46, 47] Außerdem haben Ketone eine gewisse Schutzfunktion und können einige biochemische Abläufe, die an der Entstehung von Alzheimer beteiligt sind, unterbinden.[48, 49, 50, 51]

Die größte Wirkung durch Ketone ließe sich erreichen, wenn man sie sich von außen zuführen könnte. Bisher stehen sie aber nur für

Forschungszwecke in geringen Mengen zur Verfügung und da sie sich nicht patentieren lassen, hat die Industrie nur geringes Interesse daran, sie in ausreichenden Mengen zu produzieren. Bis sie eventuell eines Tages zur Verfügung stehen, bleibt nur übrig, sie durch entsprechende Ernährung selbst im eigenen Körper zu produzieren, zum Beispiel durch die Verwendung von Kokosöl.

Wie erwähnt, wird ein Teil der mittelkettigen Fettsäuren in Ketone umgewandelt. Man kann davon ausgehen, dass umso mehr Ketone hergestellt werden,

– je mehr Zeit seit der letzten Mahlzeit vergangen ist,
– je weniger hoch glykämische Kohlenhydrate in der jeweiligen Mahlzeit vorhanden sind und
– je mehr mittelkettige Fettsäuren die Mahlzeit enthält.

Am besten ist es daher, wenn zwischen den jeweiligen Tagesmahlzeiten jeweils fünf bis sechs Stunden vergehen und zwischendurch keine kohlenhydrathaltigen Zwischenmahlzeiten gegessen werden. Fett- und eiweißhaltige Lebensmittel sind diesbezüglich unproblematisch. Es ist außerdem am besten, den Verzehr zumindest von hoch glykämischen Kohlenhydraten grundsätzlich einzuschränken, um so die Herstellung von Ketonen anzuregen. Die stärkste Wirkung erzielt man hierbei mit einer *ketogenen Ernährung, die jedoch mit sehr starken Einschränkungen verbunden ist und nur von wenigen Patienten lange befolgt wird.

Wird über den Tag verteilt ausreichend (siehe Seite 111) Kokosöl zugeführt, erreicht man allerdings auch eine oft sehr gute Wirkung. Die praktischen Erfahrungen von Patienten mit Morbus Alzheimer sind vielversprechend: Bei vielen führt bereits der Verzehr von ausreichend Kokosöl zu deutlichen Verbesserungen. Bei manchen stellen sich erste Erfolge bereits nach kurzer Zeit ein, bei anderen dauert es mehrere Monate, bevor sie Veränderungen bemerken. Auf jeden Fall ist es sinnvoll, selbst falls man anfangs keine Erfolge bemerkt, Kokosöl – eventuell in Verbindung mit einer ketogenen Ernährung – über mindestens sechs Monate auszuprobieren, bevor man die Erfolge beurteilen kann.

Selbst wenn man nur feststellt, dass sich die Krankheit nicht verschlechtert hat, ist dies bereits als Erfolg zu werten. Oft wird man

Ketone könnten Alzheimer verhindern oder stoppen, doch die Pharmaindustrie zeigt bisher kein Interesse an der Produktion. Vorerst muss unser Körper die Ketone also selbst herstellen.

Am besten lassen sich Ketone durch eine ketogene Ernährung erzeugen, aber diese ist schwer durchzuhalten – schon gar nicht über Jahre zur Prävention von Alzheimer.

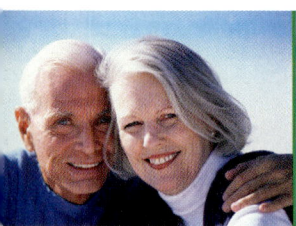

allerdings schon nach deutlich kürzerer Zeit eindeutige Besserungen feststellen, bis hin zu oft erstaunlicher Zunahme an Energie, geistiger Klarheit und verbessertem Gedächtnis.

Die Verwendung von Kokosöl schließt andere Maßnahmen wie die Gabe von Nahrungsergänzungsmitteln oder Medikamenten nicht aus. Ob und wie weit diese sinnvoll eingesetzt werden, kann hier nicht erörtert werden und muss individuellen Einschätzungen überlassen bleiben.

Morbus Alzheimer entwickelt sich langsam und unbemerkt im Lauf vieler Jahre. Es ist gut möglich, dass die Verwendung von Kokosöl seine Entstehung verhindern oder verzögern kann. Ein weiterer Grund, regelmäßig Kokosöl zu verwenden …

Morbus Parkinson, Epilepsie und andere Nervensystemprobleme

Es gibt zunehmend Hinweise und Erfahrungsberichte, die auch auf positive Wirkungen bei anderen Nervenerkrankungen hindeuten. Zum Teil hängt deren Entstehung ebenfalls mit einem Energiemangel von Nervenzellen zusammen, zum Teil spielen andere Gründe eine Rolle.

Der als Medikament verabreichte Neurotransmitter Dopamin verliert meist nach einigen Jahren an Wirkung. Durch Ketone wirkt er deutlich länger.

So hängt zum Beispiel auch die Entstehung von Morbus Parkinson mit einer mangelnden Energieproduktion in den Mitochondrien zusammen. In Versuchen konnte gezeigt werden, dass das mengenmäßig wichtigste Keton, D-β-Hydroxybutyrat, die Energieproduktion in diesen Zellen steigert und somit zur Verhinderung von Morbus Parkinson beiträgt. Es wird außerdem vermutet, dass es bei bereits bestehender Krankheit die Wirksamkeit von therapeutisch verabreichtem Dopamin verlängert, das ansonsten meist nach einigen Jahren seine Wirksamkeit verliert.[52, 53]

Epilepsie kann erfolgreich mit Kokosöl behandelt werden.

Bereits seit den 1920er-Jahren werden extrem ketogene Diäten erfolgreich gegen Epilepsie eingesetzt, besonders dann, wenn Medikamente keine Wirkung zeigen. Deutliche Besserungen mit einer

Minderung der Anfallshäufigkeit und deren Schwere lassen sich aber auch schon durch die Gabe mittelkettiger Fette erreichen.[54, 55]

Auch bei Amyotropher Lateralsklerose, Down Syndrom (bei dem sich ähnliche genetische Veränderungen wie bei einigen Formen von Alzheimer finden) und manchen Formen von Muskeldystrophie gibt es vielversprechende Erfahrungen, die auf Besserungen durch eine ketonreiche Ernährung schließen lassen.

ADS (Aufmerksamkeitsdefizit-Syndrom)

Für die Entstehung von oft mit Hyperaktivität verbundenem ADS werden viele Ursachen diskutiert, unter anderem starke Schwankungen des Blutzuckerspiegels mit Phasen von Energiemangel und Energieüberschuss im Nervensystem. Praktische Erfahrungen mit Kokosöl haben gezeigt, dass die Symptome von ADS häufig gemildert werden. Dabei spielt sicher seine egalisierende Wirkung auf den Blutzuckerspiegel eine Rolle, aber auch die zusätzliche Versorgung der Nervenzellen mit Energie kann zu diesen Verbesserungen beitragen. Auch hier gilt wieder: Da es sowieso sinnvoll ist, Kokosöl verstärkt zu verwenden, lohnt es sich, bei ADS auszuprobieren, ob es sich positiv auswirkt.

Gesund ist Kokosöl sowieso, also probieren Sie es doch aus. Oft hilft es bei ADS.

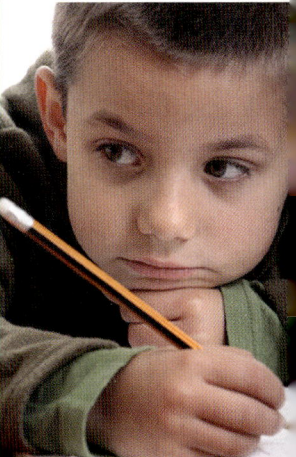

Kokosöl gegen und bei Krebs

Kokosöl kann vor allem unter drei Gesichtspunkten eine Rolle zur Vorbeugung von Krebs oder nach dessen Auftreten spielen:
- Es unterstützt das Immunsystem.
- Es beugt einer Insulinresistenz vor und hilft bei bereits entstandener Resistenz.
- Es kann dem oft starken Gewichtsverlust von Krebspatienten entgegenwirken.

Unterstützung des Immunsystems

Im Körper entstehen aus vielen Gründen immer wieder Krebszellen, die ständig vom Immunsystem zerstört werden – es sei denn, das Immunsystem ist zu schwach oder mit anderen Aufgaben überfordert. Kokosöl kann vor allem in vier Bereichen die Arbeit des Immunsystems unterstützen und so dazu beitragen, dass Krebszellen nicht entstehen bzw. sich nicht vermehren können:

– Mehrfach ungesättigte Fettsäuren unterdrücken das Immunsystem. Sie werden sogar bei Transplantationspatienten eingesetzt, um die Abstoßung transplantierter Organe zu unterdrücken.[56, 57] Allerdings ist diese Verwendung umstritten, da bekannt ist, dass das Krebsrisiko dadurch deutlich ansteigt. Besonders die langkettigen Omega-3-Fette gelten hierbei als problematisch und auch aus diesem Grund sollte man von diesen Fetten nicht mehr zu sich nehmen, als der Körper wirklich benötigt.[58, 59] Ersetzt man diese Fette durch das gesättigte Kokosöl, verringert man das Risiko.

– Transfette sind dafür bekannt, dass sie Krebs schon in geringen Mengen auslösen, und sollten daher strikt gemieden werden. Statt der Öle, die Transfette enthalten oder aus denen sie bei langer Erhitzung entstehen können, sollte Kokosöl verwendet werden, da hier diese Gefahr nicht besteht.

– Ungesättigte Fettsäuren produzieren sehr viele freie Radikale, die zellschädigend wirken können und so das Krebsrisiko steigern. Werden stattdessen die gesättigten Fettsäuren des Kokosöls verstärkt verwendet und entstehen dadurch weniger freie Radikale, senkt dies das Krebsrisiko.

– Ist das Immunsystem mit der Abwehr pathogener Keime überfordert, können sich Krebszellen ungehindert vermehren. Indem Kokosöl einen Teil der pathogenen Keime vernichtet bzw. für das Immunsystem leichter angreifbar macht, bleiben mehr Kapazitäten, um Krebszellen zu vernichten.

Insulinresistenz und Krebs

Es gibt Zusammenhänge zwischen Insulinresistenz, Typ-2-Diabetes und Krebs. Einerseits erhöhen Insulinresistenz und Typ-2-Diabetes die Chance, an Krebs zu erkranken.[60, 61] Der bei Insulinresistenz bzw. bei Typ-2-Diabetes erhöhte Insulinspiegel regt die Wirkung krebsfördernder Wachstumsfaktoren an. Je länger die Insulinresistenz besteht – und sie steigert sich langsam über viele Jahre, bis sie eines Tages als Typ-2-Diabetes sichtbar wird –, und je ausgeprägter sie ist, umso größer ist die Chance, nicht nur an Diabetes zu erkranken, sondern auch an Krebs. Daher kann eine Ernährung, die arm an hoch glykämischen Nahrungsmitteln ist und genügend Fett enthält, um den Blutzuckerspiegel nicht stark ansteigen zu lassen, und die somit die Entwicklung einer Insulinresistenz verhindert, auch das Risiko einer Krebserkrankung verringern. Andererseits gibt es darüber hinaus Hinweise, dass ein bereits entstandener Tumor Botenstoffe aussenden kann, die eine Insulinresistenz vor allem der Körpermuskulatur zusätzlich steigern. Dies führt dazu, dass der Körper Kohlenhydrate nicht mehr gut verwerten kann und seine Energie vor allem aus Fett oder Eiweiß gewinnen muss.

Krebszellen sind dagegen nicht in der Lage, Fett und Eiweiß zur Energiegewinnung zu nutzen, sondern sind auf Glukose angewiesen, die sie allerdings auch nur sehr mangelhaft und unter Erzeugung von viel Milchsäure nutzen können.

Eine Ernährung, die dafür sorgt, dass der Blutzuckerspiegel niedrig bleibt, entzieht daher den Krebszellen die zu deren Überleben nötige Energie, schwächt sie, macht sie angreifbarer und erschwert ihre Vermehrung.

Gewichtsverlust von Krebspatienten

Gleichzeitig ist eine solche Ernährung reich an Fett und Eiweiß und liefert so den restlichen Körperzellen Energie, vor allem der Muskulatur, die sie wegen der Insulinresistenz nur unzureichend aus Kohlenhydraten beziehen können.

Viele Krebspatienten sterben nicht an den direkten Auswirkungen des Tumors, sondern an Unterernährung. Dafür spielen viele Gründe eine Rolle, unter anderem die verringerte Möglichkeit der Zellen, Kohlenhydrate zu nutzen. Eine Ernährung, die reich an leicht verfügbaren Fetten – wie sie sich im Kokosöl finden – und reich an Eiweiß ist, würde diesen Nährstoffmangel ausgleichen. Ist sie gleichzeitig arm an hoch glykämischen Kohlenhydraten, würde sie die Energieversorgung und damit die Vitalität der Krebszellen verringern und sie so angreifbarer machen und ihr Wachstum verlangsamen. [62]

Makuladegeneration

Ungesättigte Fette fördern eine Makuladegeneration.

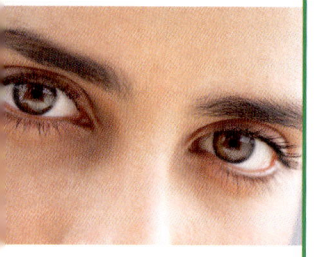

Sterben Zellen der Netzhaut des Auges ab, wird die Sehfähigkeit mehr und mehr beeinträchtigt, bis hin zu Blindheit. Die Zellen der Netzhaut reagieren besonders empfindlich auf die zerstörende Wirkung freier Radikale. Studien belegen, dass diese Krankheit umso häufiger auftritt und sich umso schneller verschlechtert, je größer der Konsum an mehrfach ungesättigten Fettsäuren ist.[63, 64, 65]

Kokosöl für werdende und stillende Mütter

Mittelkettige Fettsäuren gelangen über die Muttermilch zum Kind und versorgen es mit leicht verfügbarer Energie.

Nimmt die Mutter ausreichend Fett über die Nahrung auf, stammt ungefähr die Hälfte der Energie, die gestillte Kinder erhalten, aus Fett. Wird der Fettkonsum eingeschränkt und sinkt der Fettgehalt der Muttermilch, müssen stattdessen neben Kohlenhydraten auch Eiweiße zur Energieversorgung herangezogen werden, die eigentlich für den Körperaufbau des Kindes benötigt werden. In vielen traditionell lebenden Kulturen sorgt man deshalb dafür, dass der Fettgehalt in der Ernährung stillender Mütter hoch ist, damit das Kind optimal versorgt wird. Dazu eignet sich Kokosöl besonders gut, da es vom noch nicht voll ausgebildeten Verdauungssystem sehr leicht aufgenommen werden kann und sehr schnell in Energie umgesetzt wird.

Mindestens so wichtig: Der Gehalt an unterschiedlichen Fettsäuren in der Muttermilch hängt direkt davon ab, welche Fette über
die Nahrung zugeführt werden. (Daher sollten Schwangere und stil-
lende Mütter besonders darauf achten, keine Transfette zu sich zu
nehmen, da auch diese direkt an das Kind weitergereicht werden und
dort sehr schädlich wirken.) Je mehr Kokosöl konsumiert wird, umso
höher ist der Anteil an Capryl-, Caprin- und vor allem an Laurinsäure in der Muttermilch und kann bei entsprechender Zufuhr bis zu
18 Prozent ausmachen.

Da diese Fettsäuren das noch nicht ausgebildete Immunsystem
zum einen in seiner Abwehrarbeit unterstützen und zum anderen
seine Entwicklung fördern, ist die Infektanfälligkeit eines gestillten
Kindes umso geringer, je mehr dieser Fette in der Milch enthalten
sind.[66]

Wird das Kind nicht gestillt oder bekommt es inzwischen Babynahrung, sollte diese ebenfalls mittelkettige Fette oder Kokosöl enthalten, um zumindest in diesem Bereich ähnlich positiv wie Muttermilch zu wirken. Allerdings sollte man darauf achten, welche
mittelkettigen Fettsäuren zugesetzt wurden. Oft werden bei der im
Handel angebotenen Babynahrung nur die preisgünstigen Capryl-
und Caprinsäuren verwendet, während Laurinsäure nicht zugesetzt
wird, da sie teurer ist. Zwar sind auch diese beiden Fettsäuren wichtig und gesund, doch die stärkste Wirkung geht von Laurinsäure
aus und daher sollte man Babynahrung verwenden, in der alle drei
Fettsäuren in einem ähnlichen Verhältnis wie in der Muttermilch
vorkommen, das heißt, die einen hohen Anteil an Laurinsäure enthalten.[67, 68, 69, 70, 71, 72, 73, 74, 75, 76, 77]

> Je mehr Kokosöl die Mutter konsumiert, umso mehr Laurinsäure kommt beim Kind an und schützt es vor Infektionen.

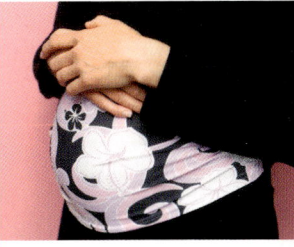

> Industriell hergestellte Babynahrung sollte ausreichend Laurinsäure enthalten.

Kokosöl unterstützt das Wachstum

In Untersuchungen wurde festgestellt, dass Kinder – vor allem auch
untergewichtige – sich körperlich deutlich besser entwickeln, wenn
sie Kokosöl zu sich nehmen, im Vergleich zu Kindern, die ungesättigte Pflanzenöle konsumieren. Dabei nahm nicht nur ihr Anteil an
Körperfett zu, sondern sie wuchsen auch insgesamt.[78, 79, 80]

Das liegt sicher an einer Reihe von Faktoren. Zum einen liefert Kokosöl wesentlich leichter Energie als andere Pflanzenöle, da es das noch nicht voll entwickelte kindliche Verdauungssystem weniger belastet. Dadurch kann Nahrungseiweiß ausschließlich zum Gewebeaufbau verwendet werden und muss nicht ersatzweise als Energielieferant verbraucht werden. Zum anderen fördert Kokosöl die Aufnahme einer Reihe von Mineralien, vor allem Kalzium und Magnesium.[81] Vitamine, vor allem die fettlöslichen Vitamine A, D, E, K und Betacarotin, die B-Vitamine sowie einige Eiweiße werden auch besser aufgenommen.

Und da es den Körper durch seine antimikrobiellen Eigenschaften insgesamt gesünder erhält, steht dem Kind mehr Energie zum Wachstum zur Verfügung, die es nicht für die Abwehr von Krankheiten aufwenden muss.

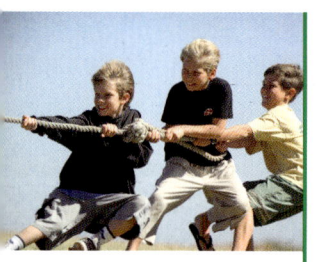

Daneben hat Kokosöl eine weitere Eigenschaft: Im Gegensatz zu ungesättigten Fettsäuren, die die Verwertung von Schilddrüsenhormonen behindern und damit die Stoffwechselrate verringern, verbessert Kokosöl deren Verwertung und steigert damit die Stoffwechselrate. Der angeregte Stoffwechsel unterstützt den Aufbau von Gewebe, sodass bei ausreichender Nährstoff- und Energiezufuhr das Wachstum angeregt wird.

Schwangerschaftsstreifen

In den Ländern, in denen Kokosöl traditionell verwendet wird, benutzen es Schwangere vor und nach der Geburt, um die Entstehung von Schwangerschaftsstreifen zu verhindern, indem sie sich regelmäßig mit Kokosöl einreiben.

Gesättigte Fettsäuren gegen Herzinfarkt?

Zugegeben, es klingt verwegen ... schließlich hielt man gesättigte Fettsäuren lange für einen entscheidenden Faktor bei der Entstehung eines Herzinfarkts. Inzwischen ist aber klar geworden, dass dies ein verhängnisvoller Irrtum war. Viel wichtiger in Zusammenhang mit Kokosöl ist aber: Nach allem, was wir jetzt über die mittelkettigen Fettsäuren wissen, nachdem wir all diese positiven Wirkungen kennen – könnte es nicht sein, dass die mittelkettigen Fettsäuren sich sogar positiv auf die Blutgefäße auswirken, dass sie die Entstehung von Arteriosklerose und Herzinfarkt sogar verhindern?

Selbst auf Pazifikinseln, auf denen die Ernährung fast nur aus Kokos besteht, gibt es praktisch keine Herzinfarkte. Mittelkettige Fette scheinen diese Probleme eher zu verhindern. Zumindest sollte uns hellhörig werden lassen, dass in den Ländern, in denen traditionell sehr viel Kokosöl verzehrt wird, Arteriosklerose und Herzinfarkt kaum vorkommen. Wo könnten die Gründe dafür liegen? Eine ganze Reihe von Studien belegen seine positive Wirkung zur Verhinderung von Herz-Kreislauf-Problemen.[82, 83, 84, 85]

Arterienverkalkung entsteht nicht grundlos

Arterien können durch Ablagerungen an ihren Innenwänden so stark verengt werden, dass die Versorgung von Organen gefährdet wird. Sind die Gefäße verengt, die das Herz versorgen, kann es zu einem Herzinfarkt kommen. Wird die Zufuhr zum Gehirn blockiert, kommt es zum Schlaganfall.

Lange wurde angenommen, dass die Ablagerungen, die zum Teil aus Cholesterin bestehen, durch einen zu hohen Cholesterinspiegel verursacht werden. Cholesterin ist aber keineswegs die Ursache des Problems. Es muss andere Gründe haben, denn Cholesterin ist eine Substanz, die vom Körper unter anderem eingesetzt wird, um Schäden zu reparieren. Zurzeit geht die Forschung davon aus, dass die erste Ursache in einer Schädigung der Arterieninnenwand liegt und der Körper Cholesterin einsetzt, um diese Schäden so gut als möglich zu reparieren.

Da Cholesterin nicht die Ursache ist, ergibt es auch keinen Sinn, massiv gegen Cholesterin vorzugehen. Sinnvoller wäre es, die Verletzung der Arterien zu verhindern. Die Innenseiten der Arterien können durch verschiedene Einflüsse geschwächt werden, zum Beispiel durch Viren und Bakterien, freie Radikale, Bluthochdruck, die Folgen von Diabetes, Übergewicht, Toxine, Vitamin-C-Mangel, oxidiertes Cholesterin (also nicht das natürliche Cholesterin), ungesättigte Fettsäuren und andere. Manchmal treffen mehrere dieser Einflüsse zusammen, doch im Vordergrund des gegenwärtigen Forschungsinteresses stehen chronische Infektionen mit Viren oder Bakterien sowie freie Radikale als mögliche Ursachen.

Freie Radikale schädigen die Arterienwand

Gerade die ungesättigten Fettsäuren neigen dazu, freie Radikale zu bilden. Sind sie noch in ihrer natürlichen Form gebunden, in Nüssen und Samen, sind sie durch Antioxidanzien weitgehend geschützt, aber sobald sie extrahiert werden, verlieren sie diesen Schutz weitgehend. Kokosöl bildet dagegen kaum freie Radikale.

Chronische Infektionen schädigen die Arterienwand

Schutz vor chronischen Infektionen schützt auch die Arterien.

Forscher haben immer wieder Verbindungen zwischen chronischen Infektionen mit einer ganzen Reihe von Mikroben (Chlamydia pneumoniael, Herpes simplex, Helicobacter pylori, Cytomegalievirus) und der Entstehung von Arteriosklerose gefunden. Vieles deutet darauf hin, dass diese Mikroorganismen die Innenwände von Arterien angreifen und verletzen können. Gerade vor diesen häufig chronisch wirkenden Erregern kann Kokosöl besonders gut schützen.[86, 87, 88, 89, 90] Möglicherweise liegt hier – wie auch im Fehlen freier Radikale – eine Erklärung, warum gerade dort, wo viel Kokosöl konsumiert wird, die Infarktrate so auffällig niedrig ist.

Verringerte *Agglutination von Thrombozyten

Mit Ausnahme der Omega-3-Fette erhöhen die meisten ungesättigten und außerdem die langkettigen gesättigten Fettsäuren die Neigung der Blutplättchen (Thrombozyten), zu verklumpen.[91] Durch diese Zusammenballungen können Pfropfen im Blut entstehen, die Gefäße verstopfen können. Tritt diese Verstopfung in den Adern auf, die das Herz versorgen, kann es zu einem Herzinfarkt kommen. Verringern sie die Versorgung des Gehrins, kommt es zum Schlaganfall.

Omega-3-Fette können diese Neigung verringern; mittelkettige Fettsäuren können das nicht, erhöhen aber auch nicht diese Neigung, im Gegensatz zu anderen ungesättigten und den langkettigen Fettsäuren. Daher ist es sinnvoll, präventiv und vor allem nach bereits erfolgtem Herz- oder Hirninfarkt langkettige und ungesättigte Fettsäuren (mit Ausnahme von Omega-3) zu meiden und stattdessen das an mittelkettigen Fetten reiche Kokosöl zu verwenden.[92, 93]

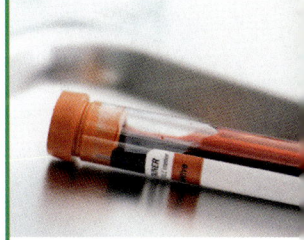

Kokosöl steigert die Leistungsfähigkeit

Weil mittelkettige Fettsäuren so leicht aufgenommen und schnell in Energie umgewandelt werden können, werden sie in letzter Zeit verstärkt in Sportlernahrung eingesetzt. Umfangreiche Versuche haben ergeben, dass die Leistung über einige Wochen langsam ansteigt, bis sie ihr Maximum erreicht. Daher muss das Fett regelmäßig und über einen längeren Zeitraum zugeführt werden, aber das ist aus den bisher genannten Gründen sowieso sinnvoll.

Gegenüber kohlenhydratreichen Energielieferanten haben die mittelkettigen Fettsäuren noch einen weiteren großen Vorteil: Sie wirken sich nicht negativ auf den Blutzuckerspiegel aus. Kohlenhydrate, die schnell Energie liefern, führen zu einem schnellen und starken Anstieg des Blutzuckers, der aber durch Gegenmaßnahmen des Körpers relativ schnell wieder abfällt, sodass erneut Energie zugeführt werden muss. Die Fettsäuren wirken wesentlich gleichmäßiger, ihre Wirkung hält deutlich länger an.

Nach einigen Wochen des regelmäßigen Konsums führt Kokosöl zu gesteigerten Leistungen.

Nicht nur Sportler können von dieser Leistungssteigerung profitieren. Auch viele, die unter chronischer Erschöpfung leiden, bemerken nach einiger Zeit eine deutliche Verbesserung, fühlen sich weniger erschöpft, haben mehr Energie. Das gilt natürlich auch und besonders, wenn sie vorher unter der die Schilddrüsenfunktion unterdrückenden Wirkung eines zu hohen Konsums ungesättigter Fettsäuren gelitten haben und diese nun durch Kokosöl ersetzen.

Gleichmäßige Anregung, kein schneller Kick.

Die anregende Wirkung von Kokosöl ist anders als die von Koffein oder ähnlichen Anregungsmitteln. Sie ist nicht so ausgeprägt, hält dafür aber länger an. Meistens stellt man fest, dass man insgesamt den Tag über mehr Energie hat und weniger leicht erschöpft ist. Die meisten können trotzdem gut und tief schlafen, auch direkt nach dem Konsum des Öls. Manche Menschen, die unter Schlaflosigkeit litten, berichten sogar davon, dass sie besser und tiefer schlafen. Es gibt allerdings auch Menschen, die abends kein Öl mehr zu sich nehmen sollten, da sie dann nicht so gut schlafen. Wenn Sie dies bei sich beobachten, sollten Sie es nur bis zum Nachmittag verwenden.

Kokosöl für dies und das ...

Für die positiven Wirkungen von Kokosöl bei den bisher angesprochenen Gesundheitsproblemen konnten wir erläutern, warum es jeweils helfen kann und oft Forschungsergebnisse anführen, die diese Wirkungen erklären. Schaut man sich darüber hinaus aber die Berichte von Menschen an, die von ihren Erfolgen mit Kokosöl berichten, bekommt man den Eindruck, dass sich fast jedes Gesundheitsproblem damit bessern lässt.

Auf den ersten Blick erscheint es bei manchen Erfolgen erst einmal unwahrscheinlich, dass sie sich wirklich auf Kokosöl zurückführen lassen und keine anderen Faktoren im Spiel sind. Aber inzwischen gibt es zu einer ganzen Reihe von Problemen so viele Erfolgsberichte, dass man Kokosöl offenbar wesentlich mehr zutrauen muss, als bisher angenommen.

Eigentlich ist es aus naturheilkundlicher Sicht auch gar nicht so unwahrscheinlich, dass Kokosöl sehr viel mehr kann, als man bisher erwartet hätte. Es vereint so viele positive Eigenschaften auf sich, dass ihre Kombination auf Krankheiten wirken kann, bei denen man dies gar nicht erwartet hätte.

Und neben dieser direkten Wirkung auf die Krankheit kommt noch ein zweiter Aspekt hinzu: Unser Körper ist ständig damit beschäftigt, eine ganze Reihe von Belastungen abzuwehren und sich zu reparieren. Werden die Belastungen zu groß, gibt die schwächste Stelle nach und es entwickeln sich Symptome, das heißt eine spezifische Krankheit. Der Körper wird aber auch nach der Entwicklung dieser Krankheit weiterhin damit beschäftigt sein, Belastungen abzuwehren und sich zu regenerieren. Wird er in diesen Bemühungen ausreichend unterstützt, indem ihm ein Teil der Last abgenommen und er mit ausreichend Energie versorgt wird, ist er oft in der Lage, seine Arbeit mehr auf die Beseitigung von Symptomen zu konzentrieren und sogar bereits chronisch gewordene Krankheiten anzugehen, deren Symptome zu mildern oder ganz zu beseitigen.

Da Kokosöl so viele grundlegende Bereiche erreicht, kann es dem Körper viel von seiner sonstigen Abwehrarbeit abnehmen und ihn in die Lage versetzen, Symptome, auf die Kokosöl keinen direkten Einfluss hat, ebenfalls zu beseitigen.

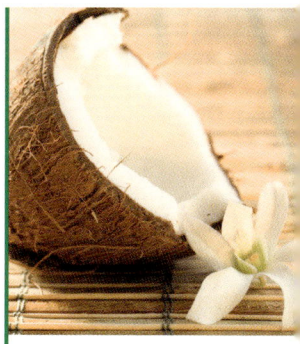

Kokos unterstützt die Selbstheilungskräfte.

Kapitel 5 –
Abnehmen mit Kokosöl

Immer mehr Menschen nehmen trotz – oder gerade wegen – vieler Diätversuche zu. Immer mehr Kinder sind viel zu dick. Vieles trägt zu diesem Problem bei: zu viele Kalorien, eine nicht typengerechte Ernährung, zu wenig Bewegung, schädliche Nahrungsmittel (Zucker, Transfette und diverse andere) und viele weitere Gründe. Eine wichtige Rolle spielt dabei jedoch ein Zuviel an ungesättigten Fetten.

Übergewicht abbauen heißt
Fett abbauen

Der Abbau von Übergewicht lässt sich vor allem auf drei Wegen erreichen, doch davon führt nur einer nicht in eine Sackgasse:
– durch den Abbau von Muskeln bei verringerter körperlicher Tätigkeit oder Eiweißmangel,
– durch verstärkte Ausscheidung von Körperwasser oder
– durch den Abbau von Fettgewebe.

Viele Diäten und Schlankheitsmittel sind Mogelpackungen. Sie versprechen – und erreichen manchmal – zwar einen schnellen Abbau von Übergewicht in wenigen Wochen. Aber dieser Abbau beruht vor allem darauf, dass verstärkt Flüssigkeit ausgeschieden wird. Nur so lassen sich mehrere Pfunde pro Woche abbauen.

Schneller Gewichtsabbau hält selten lange an. Bald ist man schwerer als zuvor. Wer wirklich langfristig abnehmen will, muss seine Lebensgewohnheiten gründlich umstellen.

Der nachhaltige Abbau von überflüssigem Fett braucht dagegen Zeit. Es ist eigentlich ganz einfach, auch wenn es viele nicht wahrhaben wollen: Wenn Sie übergewichtig sind, bleibt Ihnen nichts anderes übrig, als die eigenen Lebensgewohnheiten auf Dauer – oder zumindest für viele Jahre – umzustellen. Oder Sie bleiben übergewichtig und werden immer dicker. Alles andere ist Augenwischerei.

Es ist wirklich ganz einfach: Wenn Sie übergewichtig sind, haben Sie sich in der Vergangenheit nicht so ernährt, wie es für Ihren Ernährungstyp und Ihren Kalorienbedarf richtig gewesen wäre. Was soll es Ihnen dann nützen, wenn Sie für ein paar Wochen eine Diät machen und dann wieder zu den alten Fehlern zurückkehren? Diese Art von „Selbstbetrug" kann nur zu Enttäuschungen führen. Viel besser ist es, zumindest die schwersten Fehler zu meiden oder wenigstens seltener zu begehen und stattdessen einiges in der Ernährung umzustellen. Nur so lässt sich Übergewicht auf Dauer abbauen. Dann werden Sie sich nicht nur leichter fühlen, Ihnen wird es auch insgesamt deutlich besser gehen.

Kurzfristige Diäten können nicht zu langfristigem Erfolg führen.

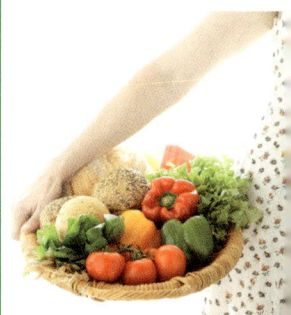

Typengerechte Ernährung

Es kann hier nicht darum gehen, allgemeine Tipps zu einer gesunden und gewichtsvermindernden Ernährung abzugeben, vor allem nicht, weil es keine Ernährungsform gibt, die für *jeden* gesund und gewichtsreduzierend ist. Es ist vielmehr so, dass es unterschiedliche Ernährungstypen gibt, und nur, wer die Ernährung auf die Bedürfnisse des eigenen Typs abstimmt, ernährt sich richtig. Wenn Sie Näheres über dieses Thema wissen möchten, sollten Sie das Buch „Essen, was mein Körper braucht" von William Wolcott lesen.[1] Hier können wir Ihnen jedoch einige grundlegende Empfehlungen geben, die die wichtigsten Schritte beim Abbau von Übergewicht aufzeigen.

Die meisten Menschen nehmen durch Diäten langfristig zu

In Hungerzeiten muss der Körper Energie sparen, danach legt er vorsorglich einen Vorrat für die nächste Hungersnot an.

Wenn Sie deutlich weniger essen, richtet sich Ihr Körper darauf ein, verringert automatisch seinen Energieverbrauch, um mit dieser Notsituation fertig zu werden und sein Überleben zu sichern – ein uralter Mechanismus, seit Jahrmillionen in unseren Erbanlagen verankert. Und wenn Sie wieder mehr essen, hält Ihr Körper den Energieverbrauch erst mal auf dem niedrigen Niveau, um das Verlorene möglichst schnell wieder zuzunehmen und am besten gleich noch ein paar zusätzliche Pfunde draufzupacken – man weiß ja schließlich nie, wann die nächste Hungersnot kommt.

Kalorien zu stark einzuschränken, ist also nicht der richtige Weg, nur eine grundlegende Umstellung bringt echte Erleichterung. Neben einer Umstellung auf eine typengerechte Ernährung und der Befolgung grundsätzlicher Empfehlungen (mehr Bewegung, weniger Süßigkeiten und Ähnliches) gibt es eine recht einfach umsetzbare Möglichkeit: Ersetzen Sie die meisten Fette so weit wie möglich durch Kokosöl.

Kokosöl macht schlank

Kokosöl ist außergewöhnlich: Die mittelkettigen Fettsäuren – von denen Kokosöl sehr viele enthält – haben einen großen Vorteil: Der Körper geht mit ihnen ganz anders um als mit den langkettigen. Sie werden so ähnlich wie Kohlenhydrate behandelt, ohne jedoch deren Nebenwirkungen zu haben.

Der Körper zerlegt Kohlenhydrate (und zum Teil Eiweiß) in kleine Stücke, nimmt sie aus dem Darm auf und „verbrennt" sie, um daraus Energie zu gewinnen. Nur, wenn wir uns zu viele Kalorien zuführen und die Kohlenhydrate nicht aufgebraucht werden können, wird der Rest in Fett umgewandelt und abgelagert.

Anders bei den langkettigen Fettsäuren: Sie werden von speziellen Trägern (Lipoproteinen) an der Darmwand abgeholt und ein Teil von ihnen wird in den Fettdepots gelagert. Dort werden sie nur dann abgerufen, wenn die Kohlenhydratvorräte erschöpft sind. Sie verbleiben also oft in diesen Depots und vergrößern so die Fettvorräte.

Nicht so bei den mittelkettigen Fettsäuren: Sie werden wie Kohlenhydrate behandelt, also ebenfalls schnell zur Energieproduktion verwendet; das ist mit ein Grund, warum sie in Sportlernahrung verwendet werden. Sie können deshalb nicht so leicht im Fettgewebe abgelagert werden, denn dazu müssten sie erst wieder in Speicherfette umgewandelt werden, die sich lagern lassen.[2, 3, 4, 5, 6, 7]

Die mittelkettigen Fettsäuren ähneln den Kohlenhydraten zwar teilweise, haben ihnen gegenüber jedoch einen großen Vorteil: Sie lassen den Blutzuckerspiegel nicht in die Höhe schießen, mit all den negativen Folgen, die dies nach sich zieht (Übergewicht, Insulinresistenz, Diabetes). Ein schneller Anstieg des Blutzuckerspiegels hat vor allem einen Nachteil: Der Körper steuert schnell dagegen und überreagiert dabei oft, sodass der Spiegel zu stark abfällt und es zur Unterzuckerung kommt. Unterzuckerung bedeutet aber immer auch: HUNGER. Also wird wieder etwas gegessen, am besten etwas, das den Blutzuckerspiegel schnell wieder nach oben bringt. Ein Teufelskreis …

Kokosöl führt nicht zu diesem Problem. Im Gegenteil, es sättigt grundsätzlich länger als Kohlenhydrate. Wenn also in einer Mahlzeit die Kohlenhydrat-Kalorien teilweise durch Kokosöl-Kalorien ersetzt werden, bleibt der Blutzuckerspiegel gleichmäßiger und die Mahlzeit macht länger satt. Heißhungerattacken zwischen den Mahlzeiten, wie sie besonders durch einen stark abgefallenen Blutzuckerspiegel ausgelöst werden, gehen deutlich zurück oder bleiben sogar ganz aus.

Dazu kommt ein weiterer Effekt: Weil Kokosöl schneller in Energie umgewandelt wird, sättigt es schneller. Zellen, die genügend Energie haben, senden keine Hungersignale aus, man ist früher satt und isst weniger – zumindest, wenn man auf die Signale seines Körpers hört.

> Langkettige Fette werden nur bei hohem Energiebedarf zu Energie abgebaut, mittelkettige werden jedoch gar nicht erst eingelagert. Mittelkettige Fettsäuren erzeugen Energie – andere Fettsäuren erzeugen Fett.

> Kohlenhydrate machen hungrig, Fett macht satt.

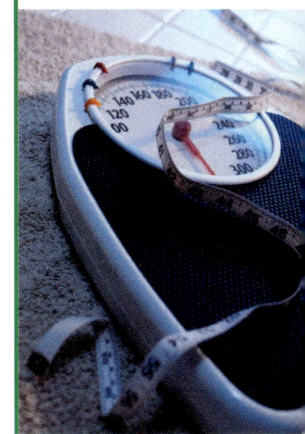

Kokosöl erhöht den Grundumsatz

Kokosöl hat noch einen weiteren Vorteil gegenüber Kohlenhydraten und vor allem gegenüber langkettigen Fettsäuren: Es erhöht den Grundumsatz, also die Menge an Energie, die der Körper verbraucht, um die eigenen Funktionen aufrechtzuerhalten. Der Grundumsatz macht ungefähr zwei Drittel unseres Energieverbrauchs aus und wenn er sich auch nur leicht erhöhen lässt, verbrauchen wir automatisch mehr Kalorien.

Eiweiß und mittelkettige Fette regen die Wärmeproduktion besonders stark an.

Schon lange ist bekannt, dass unsere Zellen aktiver sind, wenn wir etwas essen. Wir merken es unter anderem daran, dass uns durch Essen etwas wärmer wird. Besonders anregend und damit wärmend wirkt sich Eiweiß aus, deutlich stärker als die meisten Kohlenhydrate und Fette. Mit einer Ausnahme: Kokosöl regt den Stoffwechsel sogar noch mehr an als Eiweiß.

Wenn die Wirkung zweier Mahlzeiten verglichen wird, so führt jene mit dem höheren Anteil an Kokosöl dazu, dass von den in der Mahlzeit enthaltenen Kalorien mehr für Energie verbraucht werden und weniger übrig bleiben, um als Fett eingelagert zu werden. In einer Studie wurde diese anregende Wirkung mittelkettiger Fettsäuren mit der langkettiger Fette verglichen. Dabei zeigte sich, dass die Steigerung durch die mittelkettigen Fette fast doppelt so groß war. Jedes Mal, wenn Sie also ein anderes Fett durch Kokosöl ersetzen, regen Sie den Stoffwechsel zusätzlich an und tragen etwas zum Abbau von Übergewicht bei.

Die anregende Wirkung wirkt sich nicht nur auf diese eine Mahlzeit aus, sondern wirkt sogar bis zu 24 Stunden nach, sodass auch von der in den folgenden Mahlzeiten enthaltenen Energie mehr verbrannt und weniger eingelagert wird. Die Wirkung ist allerdings am besten, wenn das Kokosöl regelmäßig und über längere Zeit verwendet wird, da dann der Grundumsatz langfristig und deutlich erhöht wird.[8, 9, 10]

Als „Nebenwirkung" dieser Energiesteigerung ist der Stoffwechsel insgesamt angeregt, man hat mehr Energie, fühlt sich aktiver und fitter. Und der Körper regeneriert sich rascher, da die Zellen etwas schneller arbeiten und daher auch Schäden schneller reparieren, Infektionen effektiver bekämpfen und Schadstoffe schneller ausscheiden können.

Ungesättigte Fettsäuren verringern den Grundumsatz

Inzwischen hat sich außerdem herausgestellt: Ungesättigte pflanzliche Fette verringern den Grundumsatz, weil sie die Arbeit der Schilddrüse unterdrücken. Zum einen wirken sie direkt auf die Schilddrüse und reduzieren die Erzeugung und Freisetzung der Schilddrüsenhormone, zum anderen stören sie ihre Verwertung. Schilddrüsenhormone sind aber entscheidend für die Regulierung des Grundumsatzes. Wenn zu wenige Schilddrüsenhormone zur Verfügung stehen, sinkt der Grundumsatz und das Gewicht steigt. So kann zum Beispiel starke Gewichtszunahme ein typisches Zeichen einer Schilddrüsenunterfunktion sein, ebenso wie das Gefühl von Energielosigkeit. Kokosöl wirkt also doppelt: Zum einen regt es den Grundumsatz direkt an, zum anderen kann es ungesättigte Fettsäuren ersetzen, die die Schilddrüsenfunktion stören.

> Ungesättigte Fette behindern die Arbeit der Schilddrüsenhormone und reduzieren so die Stoffwechselrate.

Die Kokosdiät – einfacher geht's kaum noch

Die Kokosdiät ist keine Diät. Sie müssen nicht weniger essen, keine besonderen Diätpläne befolgen, Sie müssen nicht einmal mehr Sport treiben – auch wenn es natürlich besser wäre. Sie müssen nur Fette weitgehend durch Kokosöl ersetzen. Und wenn Sie noch einen Schritt weiter gehen wollen, können Sie zusätzlich andere Kokosprodukte verstärkt beim Kochen einsetzen, zum Beispiel frische Kokosnuss, Kokosmilch, Kokosraspel und Ähnliches. Anregungen dazu finden Sie in Kapitel 9.

Sie können die Wirkung von Kokosöl allerdings noch steigern, indem Sie zumindest die gröbsten Ernährungsfehler meiden. Werden hoch glykämische Kohlenhydrate (vor allem Zucker, Alkohol und Getreideprodukte wie Plätzchen, Kuchen, Brot, Nudeln, Reis) eingeschränkt und verstärkt niedrig glykämische (Gemüse und das meiste Obst) gegessen, bleibt der Blutzuckerspiegel noch gleichmäßiger und der Körper bildet weniger Fett.

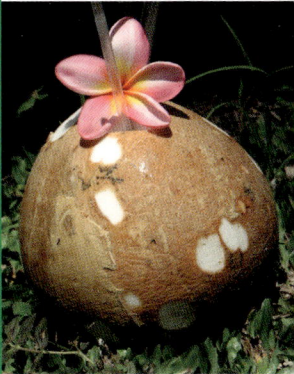

Reife geschälte Kokosnuss, voll mit frischem Kokoswasser

Zu wenig Eiweiß macht
krank, nicht gesünder.

Da Eiweiß in manchen Kreisen einen schlechten Ruf hat, nehmen viele zu wenig Eiweiß zu sich. Abgesehen davon, dass Eiweiß ebenfalls den Stoffwechsel anregt, ist eine ausreichende Eiweißzufuhr für die optimale Arbeit des Körpers nötig. So führt ein Eiweißmangel unter anderem zu einer schnellen Erschöpfung der Nebennieren, was sich wiederum auf die Arbeit der Schilddrüse auswirkt und zu einer Schilddrüsenunterfunktion beitragen kann, die ihrerseits zu Übergewicht beiträgt. Ohne ausreichende Eiweißzufuhr arbeitet der Stoffwechsel also nicht effektiv.

Werden neben der Verwendung von Kokosöl weniger hoch glykämische Kohlenhydrate und ausreichend Eiweiß verzehrt und wird der Stoffwechsel durch körperliche Betätigung oder Sport angeregt, lässt sich Übergewicht oft problemlos abbauen.

Kokosöl bei Untergewicht

Obwohl Kokosöl zum Abbau von Übergewicht beitragen kann, hilft es auch, je nach Ursache, oft bei Untergewicht. Es gibt allerdings viele Gründe für Untergewicht:

Je nach Ursache kann
Kokosöl auch bei
Untergewicht helfen.

Eine zu geringe Kalorienaufnahme (Unterernährung) führt zu Untergewicht. Wer aus welchen Gründen auch immer weniger Kalorien zu sich nimmt, als verbraucht werden, muss zur Deckung des Kalorienbedarfs eigenes Fett- und Eiweißgewebe abbauen und verliert dadurch an Gewicht.

Ein Kalorienmangel kann auch durch erhöhten Verlust entstehen, beispielsweise bei Magen-Darm-Fisteln oder infolge Darmparasiten. Auch ein krankhaft erhöhter Bedarf durch bestimmte Hormonstörungen, durch bestimmte Medikamente und Stress können Ursachen sein.

Ein weiterer möglicher Grund: Das Verdauungssystem kann die in der Nahrung enthaltenen Nährstoffe und deren Kalorien nicht vollständig freisetzen (Maldigestion bei Funktionsstörungen bzw. Erkrankungen von Leber, Galle, Magen, Bauchspeicheldrüse oder Dünndarm).

Andere mögliche Gründe sind: Das Verdauungssystem kann die in der Nahrung enthaltenen Nährstoffe und deren Kalorien nicht vollständig aufnehmen (Malabsorption bei Dünndarmerkrankungen, nach Teilentfernung des Dünndarms, bei Durchblutungsstörungen des Darms, bei Lymphabflussstörungen des Darms und bei hormonell aktiven Darmtumoren).

Eine Reihe von Krankheiten (z. B. Krebs) und Störungen des Stoffwechsels, v. a. im Hormonsystem, können ebenfalls – direkt oder indirekt durch Appetitmangel – zur Entstehung von Untergewicht beitragen; ein bekanntes Beispiel für solch eine Hormonstörung ist eine Überfunktion der Schilddrüse. Typische Erkrankungen können sein: System- und Allgemeinerkrankungen wie Krebs, chronische Infektionen, Herzschwäche, aber auch chronische Vergiftungen. Geringe körperliche Bewegung verringert ebenfalls das Gewicht. Muskelmasse wird nur aufgebaut und erhalten, wenn die Muskeln auch benutzt werden.

Wer untergewichtig ist und zunehmen möchte, sollte überlegen, ob die erwähnten Punkte Ursache für die Entstehung des Untergewichts sind und sein Verhalten entsprechend ändern bzw. sein Problem von einem qualifizierten Therapeuten überprüfen lassen, wenn krankhafte Veränderungen vermutet werden müssen. Viele der erwähnten Probleme können allerdings durch die Verwendung von Kokosöl gelöst werden. In der Praxis hat sich gezeigt, dass Untergewicht oft durch Kokosöl gebessert werden kann, wenn nötig unterstützt durch andere Maßnahmen.

Kapitel 6 – Kokosöl für Haut und Haar

Wasser gegen Falten?

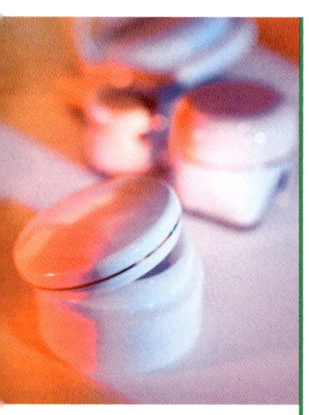

Selbst die teuerste Faltencreme besteht meist vor allem aus Wasser. Wasser hat den großen Vorteil, schnell in die Haut einzudringen, sie aufquellen zu lassen und so die Falten zu reduzieren. Doch es hat auch den großen Nachteil, die Haut schnell wieder zu verlassen. Dann schrumpft sie, die Falten treten wieder hervor, die Prozedur muss wiederholt werden.

Besteht die Creme einmal nicht vor allem aus Wasser, dann eben aus Öl, meist aus ungesättigten Pflanzenölen – „die sind ja so gesund". Sie haben jedoch den großen Nachteil, unter dem Einfluss von Licht und Luft freie Radikale zu bilden. Die aggressiven freien Radikale führen dann dazu, dass die Struktur der Haut zerstört wird, da sie das Stützgerüst der Haut, die Kollagenfasern, angreifen. Dadurch können diese Fasern deutlich weniger Wasser in der Haut binden – sie altert schneller und bildet noch mehr Falten. So fördern viele ölhaltige Faltencremes im Lauf der Zeit gerade das, was sie angeblich verhindern sollen.[1]

Ein Anzeichen für die Alterung der Haut sind die sogenannten Altersflecken. Sie entstehen, wenn freie Radikale ungesättigte Fettsäuren und Eiweiße im Gewebe verändern. Übrigens: Je mehr Altersflecke

Die meisten Öle in Hautcremes fördern die Faltenbildung und sorgen so für florierenden Umsatz bei den Herstellern.

sich auf der Haut finden, um so größer sind auch die Schäden im Körper, die durch freie Radikale verursacht wurden.

Kokosöl – eine preiswerte und gute Alternative

All diese Nachteile vieler Hautcremes lassen sich durch die Verwendung von Kokosöl umgehen. Denn es dringt ähnlich schnell wie Wasser in die Haut ein, bleibt dort jedoch deutlich länger und wirkt somit auch länger gegen Falten. Der größte Vorteil des Kokosöls liegt jedoch sicherlich darin, dass es die Haut selbst bei langjähriger Anwendung nicht durch die Bildung freier Radikale schädigt.

Günstig, wirksam und nebenwirkungsfrei.

Trockene Haut und Hautkrankheiten

Auch bei trockener oder rissiger Haut bewährt sich Kokosöl. Es kann zwar einige Wochen dauern, bis eine sehr rissige Haut wieder glatt und weich wird und man sollte sich in dieser Zeit so oft wie möglich mit Kokosöl eincremen, doch die Mühe lohnt sich, weil es tief in die Haut eindringt und ihr hilft, sich von innen her zu regenerieren. Verstärkt wird diese Wirkung noch, wenn Kokosöl in ausreichender Menge verzehrt wird, damit es gleichzeitig von innen wirken kann.

Selbst bei schweren Hautproblemen wie Neurodermitis und Psoriasis wird von Erfolgen berichtet. Wird das verzehrte Fett weitgehend durch Kokosöl ersetzt und werden die betroffenen Stellen häufig mit Kokosöl eingerieben, bessern sich Psoriasis und andere Hautprobleme im Lauf der Zeit sehr oft deutlich oder verschwinden sogar völlig.

Die Erfolge sind jedoch unterschiedlich – oft sehr gut, manchmal auch nicht sehr deutlich. Ein Grund dürfte darin liegen, dass meist viele Faktoren bei der Entstehung dieser Hautprobleme beteiligt sind.

Steht dahinter zum Beispiel eine ausgeprägte Nahrungsmittel-Allergie (so ist zum Beispiel eine versteckte Milchallergie häufig an der Entstehung einer Neurodermitis mitbeteiligt), lässt sich das Hautproblem durch Kokosöl bessern, doch es wird nicht völlig verschwinden, wenn diese Ursachen nicht ebenfalls angegangen werden.

Hautschutz

Kokosöl unterstützt die Arbeit der symbiontischen Hautbakterien.

Es wurde bereits erwähnt, dass die Fettsäuren des Kokosöls gegen viele Bakterien, Viren und Pilze wirken. Allerdings tritt diese Wirkung normalerweise erst ein, wenn das Kokosöl durch die Einwirkungen des Speichels und der Verdauungsenzyme in diese Fettsäuren zerlegt wird. Kokosöl hat also an sich nicht diese Wirkung und daher würde man auf den ersten Blick auch nicht erwarten, dass es auf der Haut so wirken könnte. Doch die Haut ist – normalerweise – kein steriler Ort, sondern von sehr vielen Bakterien besiedelt, die weitgehend für uns nützlich sind, weil sie uns gegen feindliche Bakterien, Viren und Pilze zu einem gewissen Grad schützen können. Diese Bakterien sind ihrerseits in der Lage, das Kokosöl in seine aktiven Fettsäuren aufzuspalten und sie werden so in ihrer positiven Arbeit unterstützt.

Übrigens scheidet der Körper selbst aus unzähligen Talgdrüsen Öl auf die Haut aus. Je mehr Kokosöl konsumiert wird, umso höher ist der Anteil mittelkettiger Fette in dem ausgeschiedenen Öl. Normalerweise wird ungefähr die Hälfte des Öls auf der Haut (aus den Talgdrüsen oder nach äußerlichem Einreiben) in seine Fettsäuren aufgespalten, und sofern es sich hierbei um mittelkettige handelt, wirken sie antimikrobiell.

Aber Vorsicht: Zur Desinfektion offener Wunden eignet sich Kokosöl nicht. Da es erst nach der Aufspaltung seine antibiotische Wirkung ausübt und diese Aufspaltung in einer Wunde nicht stattfindet, ist es zur Desinfektion von Wunden ungeeignet.

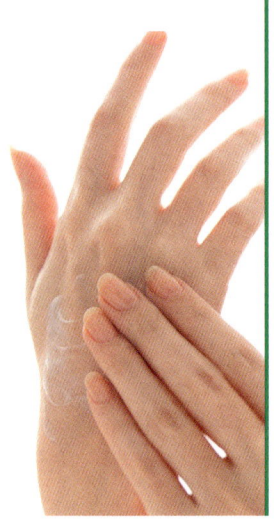

Hautparasiten und Ungeziefer

Nicht nur Parasiten im Darm, auch äußerliche Parasiten können durch Kokosöl geschädigt oder vertrieben werden.

Zecken: Viele Erfahrungsberichte weisen darauf hin, dass der Befall mit Zecken bei Menschen und Haustieren deutlich abnimmt, wenn sie Kokosöl zu sich nehmen und erst recht, wenn sie mit Kokosöl eingerieben werden, das kann ich aus Erfahrung mit meinen Hunden berichten. Seit ich ihrem Futter Kokosöl und Kokosflocken beimische – was sie übrigens beides mit Begeisterung fressen – und etwas Kokosöl im Fell verteile, finde ich nur noch selten Zecken. Für das Fell – bzw. die Haut bei Menschen – reicht es, wenn man nur wenig, selbst bei großen Tieren, höchstens ein paar Teelöffel voll, gleichmäßig verteilt.

Herbstmilben: Hunde, Katzen, andere Tiere und Menschen werden weniger stark von Herbstmilben befallen, wenn Fell oder Haut mit etwas Kokosöl eingerieben wird.

Kriebelmücken: Pferde werden weniger von Kriebelmücken belästigt, wenn ihr Fell mit Kokosöl eingestrichen oder das Öl dem Futter beigemischt wird (was bei Rennpferden übrigens oft zur Leistungssteigerung gemacht wird).

Wenn man bei Tieren eine ähnliche Dosierung wie beim Menschen erreichen will, sollte man pro Kilogramm Körpergewicht knapp 1 ml Öl oder 1,5 g Flocken unters Futter mischen.

Kokosöl für die Haarpflege

Auf den ersten Blick erscheint der Gedanke seltsam, Fett zur Haarpflege zu verwenden. Doch Kokosöl wirkt tatsächlich besser als viele teure Pflegepackungen.

Die Anwendung ist einfach. Entweder massiert man davon 1 bis 2 Teelöffel vor dem Schlafengehen ins Haar und wäscht es morgens aus. Oder man kann etwas mehr Öl im Haar verteilen, es für einige Zeit einwirken lassen und dann auswaschen.[2]

Kokosöl ist übrigens ein gutes Mittel gegen Kopfhautschuppen. Wer es regelmäßig innerlich und äußerlich anwendet, erzielt damit mindestens so gute Erfolge wie mit chemischen Mitteln.

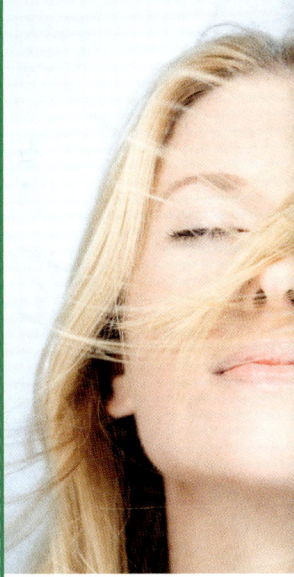

Kokosöl wirkt auch gut bei Schuppen.

Ölziehen mit Kokosöl

Wegen seiner antimikrobiellen Wirkung eignet sich das Öl sehr gut zur Verbesserung der Mundflora. Bisher wurden oft andere Öle wie Sonnenblumen- oder Olivenöl verwendet, aber Kokosöl ist noch besser geeignet. Man nimmt etwa 1 Esslöffel des Öls in den Mund und bewegt es dann kräftig hin und her und zieht es durch die Zähne. Dabei werden pathogene Keime im Mundraum vom Öl aufgenommen bzw. von den durch Speichelenzyme freigesetzten Fettsäuren geschädigt. Anschließend, nach etwa 15 bis 20 Minuten, spuckt man die Flüssigkeit aus.

Kapitel 7 – Qualität und Quellen von Kokosöl

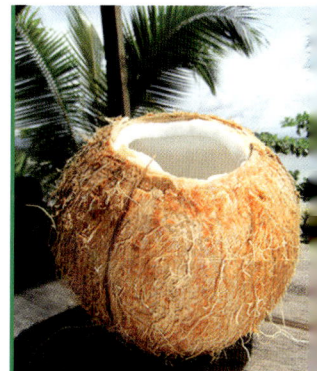

Kokosöl wird aus „Kokosfleisch" gewonnen, dem weißen Inneren der ausgereiften Kokosnuss, das zu ungefähr 35 Prozent aus Kokosöl besteht. Der Rest enthält Wasser, Eiweiß, Kohlenhydrate (vor allem Zucker und unverdauliche Fasern), Vitamine und Mineralien.

Unterschiedliche Qualitäten

Ähnlich wie bei anderen Ölen gibt es auch beim Kokosöl verschiedene Qualitätsstufen:
– RBD-Öl, bei dessen Herstellung es vor allem darum geht, das Öl bei möglichst hoher Ausbeute kostengünstig herzustellen, ohne besondere Rücksicht auf ein schonendes Verfahren zu nehmen.
– Ohne Verwendung von chemischen Lösungs- und Bleichmitteln und unter Verwendung hoher Temperaturen hergestelltes Öl.
– VCO-Öl, bei dessen Herstellung das Öl so schonend wie möglich gewonnen wird, um es in seiner in der Kokosnuss vorliegenden natürlichen Form zu erhalten, einschließlich einiger Begleitstoffe wie Aromen und Vitamine.

RBD-Kokosöl

Das meiste Kokosöl wird so gewonnen: Die reife Kokosnuss wird geöffnet, das weiße Fleisch einschließlich der braunen Innenhaut herausgelöst und oft über Monate in der Sonne getrocknet. Bei der langen Trocknung entstehen fast immer Fremdstoffe (wie Schimmel und dessen Toxine) und freie Fettsäuren. Das getrocknete Produkt, die „Kopra", wird dann an eine zentrale Fabrik geliefert, die es zerkleinert, stark erhitzt und unter hohem Druck das Fett herauspresst. Oft werden zusätzlich chemische Lösungsmittel eingesetzt, um die Ausbeute zu erhöhen.

Dieses Öl wird anschließend gefiltert, um Schwebstoffe zu beseitigen und häufig chemisch gebleicht, weil es sonst eine bräunlichgelbe Farbe hätte, die bei der Kopratrocknung unter anderem durch Veränderungen durch Schimmel sowie durch die anschließende Mitverarbeitung der braunen Innenhaut und die hohe Erhitzung des Kokosfleischs entsteht.

Um störende Farb-, Geruchs- und Geschmacksstoffe zu entfernen, wird das Kokosöl dann noch mit heißem Wasserdampf bei über 200 °C *desodoriert.

Dieses Herstellungsverfahren geht also nicht gerade schonend vor. Die Anwendung chemischer Lösungsmittel zur Erhöhung der Ausbeute und chemischer Bleichmittel ist problematisch, da sie umweltschädigend sind und vor allem oft schädliche Rückstände im Öl hinterlassen. Besonders appetitlich sind die Koprahalden meist auch nicht, da sich fast immer viel Schimmel und anderes entwickelt und es von Ungeziefer, Ratten und Mäusen nur so wimmelt.

Da es sich bei Kokosöl weitgehend um gesättigte Fettsäuren handelt, schadet diese Art der Herstellung dem Großteil des enthaltenen Fetts zwar nicht. Auch die mit einem Anteil von etwa 6 Prozent enthaltene einfach ungesättigte Ölsäure wird dadurch nicht zerstört. Es ist jedoch gut möglich, dass ein Teil der mit etwa 2 Prozent vorhandenen mehrfach ungesättigten Fettsäuren verändert werden und sich dabei vermehrt freie Radikale und eventuell auch Transfette bilden, die nicht unbedingt vollständig in anschließenden Schritten entfernt werden. Genaue Angaben finden sich dazu jedoch nicht. Bekannt ist, dass sich verstärkt freie Fettsäuren bilden, die allerdings weitgehend entfernt werden können.

Der einzige Vorteil dieses Herstellungsverfahrens liegt im günstigen Preis des Endprodukts, nicht in seiner Qualität.

Gehärtetes RBD-Kokosfett

Bei manchen Produkten folgt noch ein weiterer Schritt: Die Härtung der ungesättigten Fettsäuren, die einen Anteil von etwa 8 Prozent ausmachen. Die ungesättigten Fettsäuren werden vor allem aus der Sorge gehärtet, dass sie sonst nicht haltbar genug wären, obwohl Haltbarkeit bei Kokosöl normalerweise kein Problem ist. Durch diese völlig unnötige Härtung entstehen häufig Transfette, weshalb von diesen Sorten nur abgeraten werden kann.

Wenn Sie sich nicht sicher sind, ob das Kokosöl gehärtet wurde (es müsste eigentlich auf der Packung vermerkt sein, wenn es gehärtet ist), so können Sie es verhältnismäßig leicht überprüfen. Ungehärtetes Kokosöl schmilzt bei 24–25°C, gehärtetes erst bei höherer Temperatur, je nach Härtungsgrad.

Kopraöl mittlerer Qualität

Kopra lässt sich auch schonender weiterverarbeiten, ohne Verwendung chemischer Bleich- und Lösungsmittel und ohne Raffinierung. Einige Hersteller im Naturkostbereich verzichten auf diese Schritte sowie auf eine Härtung und verwenden zur Beseitigung von Schad- und Geruchsstoffen nur heißen Wasserdampf von über 200 °C. Hierbei entsteht wie beim RBD-Verfahren ebenfalls ein geruchloses weißes Fett bzw. Öl, deutlich besser als RBD-Fett, aber bei weitem nicht das Beste, was man aus einer Kokosnuss herausholen kann.

VCO-Kokosöl

Inzwischen bieten einige Hersteller „Virgin-Coconut-Oil" bzw. „Natives Kokosöl" an. Die Bezeichnung „Virgin" ist der Einstufung

Mit weitem Abstand am besten: Virgines Kokosöl.

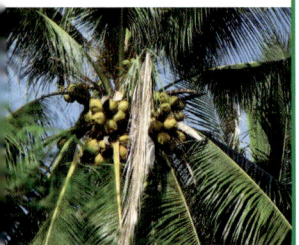

bei Olivenöl entlehnt und soll ebenfalls eine hohe Qualität suggerieren, ist aber für Kokosöl – im Gegensatz zum Olivenöl – nicht klar oder rechtsverbindlich definiert. Daher gibt es unter dieser Bezeichnung ganz unterschiedliche Herstellungsverfahren. Generell verstehen die Hersteller darunter ein Öl, das möglichst schonend hergestellt wird und nicht raffiniert, gebleicht und desodoriert wird. Die Vorstellungen davon, was „möglichst schonend" bedeutet, gehen aber auseinander und vereinigen sehr unterschiedliche Methoden.

VCO-Öl wird aus frisch geöffneten Nüssen hergestellt, nicht aus lange gelagertem Kopra. Die Nuss wird geöffnet und innerhalb kurzer Zeit weiterverarbeitet, allerdings nach unterschiedlichen Methoden, die sich grob in zwei Gruppen unterteilen lassen: nasse und trockene Verfahren.

Beim nassen Herstellungsverfahren wird das Kokosfleisch fein zerkleinert, meist mit Kokos- oder Trinkwasser gemischt und zu Kokosmilch ausgepresst. Dieses Vorgehen ähnelt den in vielen Ländern üblichen traditionellen Verfahren, die allerdings meist recht einfache Pressmethoden mit geringer Ausbeute verwenden. Traditionell wird die Milch anschließend so lange gekocht, bis das Wasser verdampft ist und nur noch das Öl und die Schwebstoffe übrig bleiben, die man per Filterung vom Öl trennt. Dieses Kochverfahren wird aber zur Herstellung von VCO von den meisten Herstellern nicht angewendet, da sich die Qualität durch die lange starke Erhitzung verschlechtert und sich die Konsistenz des Öls verändert. Stattdessen arbeitet man ohne starke Erhitzung. Manche Hersteller füllen die Milch in Behälter und lassen sie einige Zeit – oft mehrere Tage und länger – stehen. Dabei setzt sich unten Wasser ab, darüber entsteht eine Ölschicht und über dieser eine Mischschicht, die unter anderem Eiweiß und Schwebstoffe enthält, aber auch Öl. Oft kommt es dabei zur Fermentation. Dieese ist allerdings umstritten, da sich dabei Schimmel und daher auch gefährliche *Aflatoxine bilden können. Man sollte also darauf achten, dass bei einem auf diese Art hergestellten Öl garantiert wird, dass es frei von Giftstoffen ist. Nach der Trennung werden die oberen beiden Schichten abgeschöpft und gefiltert. Anschließend wird das Produkt häufig zentrifugiert, um Wasserreste

zu entfernen und darüber hinaus oft noch vakuum- oder gefrierge-
trocknet, um den Wassergehalt so weit wie möglich zu verringern.
Denn je weniger Wasser im Kokosöl enthalten ist, umso besser ist es
vor dem Ranzigwerden geschützt und umso länger ist es haltbar.
Andere Hersteller lassen die Milch nicht mehrere Tage stehen oder
gar fermentieren, sondern trennen sie kurz nach der Pressung per
Zentrifuge in Wasser und Öl, um das Öl anschließend wie beschrie-
ben weiter zu trocknen.

Beim trockenen Herstellungsverfahren wird das Fruchtfleisch zerkleinert und sofort getrocknet. Dabei gibt es weniger schonende Verfahren, bei denen die Kokosflocken auf einem heißen Blech über
Feuer getrocknet werden. Gerät dabei Rauch in die Flocken, nimmt
es dessen Schadstoffe auf und das Öl schmeckt danach leicht rauchig.
Schonender, wenn auch technisch deutlich aufwendiger, ist eine
Trocknung mithilfe von warmer, trockener Luft in einem hygienisch
einwandfreien und abgeschirmten Raum, wie es von einigen größeren Anbietern praktiziert wird. Bei der Trocknung wird das meiste
Wasser aus den Flocken entfernt. Anschließend werden diese fast trockenen Flocken per Schnecken- oder Flächenpresse ausgepresst.
Wurde vor der Zerkleinerung des Fruchtfleischs die darauf befindliche dünne braune Haut entfernt, kann mit geringerem Druck gearbeitet werden und es entsteht ein weißes Öl, sonst meist eines mit
leicht gelblicher Färbung. Da bei Schneckenpressen ein sehr hoher
Druck entsteht, wird das Öl ziemlich warm. Bei Flächenpressung
kann mit weniger Druck gearbeitet werden und die Temperaturen
des Öls können entsprechend niedriger gehalten werden. Zwar enthält dieses Öl nur noch wenig Wasser, das restliche muss aber auch
nach den bereits beschriebenen Verfahren entfernt werden. Insgesamt führen die trockenen Verfahren nach meiner Einschätzung zum
besten Öl mit dem angenehmsten Geschmack, sofern kein zu großer
Druck ausgeübt wird und keine zu hohen Temperaturen entstehen.

Kaltpressung als Qualitätsmerkmal

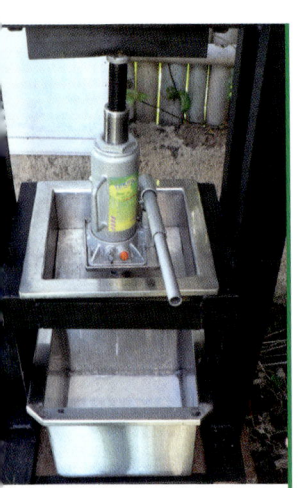

Selbst gebaute Presse des Autors

Es ist üblich, VCO-Öle als kalt gepresste Öle zu bezeichnen. Diese Bezeichnung ist zwar nicht falsch, aber wie bei allen anderen Ölen auch bei Kokosöl irreführend. Es bedeutet nämlich keineswegs, dass das Öl bei der Pressung nicht heiß wird, sondern nur, dass der Presskuchen bzw. das Öl nicht mit einer Wärmequelle erhitzt wird. Trotzdem kann es bei der Pressung sehr heiß werden, denn bei jeder Pressung entsteht durch den großen Druck sehr viel Wärme, die Presskuchen und Öl heiß werden lassen kann, wenn nicht gezielt schonend gepresst wird. Und da die Ausbeute umso höher ist, je höher die Temperatur bei der Pressung ist, arbeiten manche Hersteller in höheren Temperaturbereichen als andere.

Dabei gehen die Meinungen der Hersteller auseinander, welche Temperatur man dem Öl zutrauen sollte. Manche pressen bei 55 °C, andere bleiben unter 40 °C. Klar ist nur, dass es ab 60 °C zu so starken Veränderungen kommt, dass das Öl bräunlich wird. Meiner Meinung nach ist das Öl am besten, wenn es bei möglichst niedriger Temperatur gepresst wird, da das Produkt dann den in der Kokosnuss natürlich vorhandenen Stoffen am ähnlichsten ist.

Beurteilung der Qualität

Subjektiv lässt sich die Qualität von Kokosöl am besten an Geschmack, Geruch und Farbe beurteilen. Je milder der Geschmack ist und je angenehmer kokosartig der Geruch ist, umso besser ist sehr wahrscheinlich die Qualität des VCO-Öls. Wurde das Öl zu stark erhitzt oder falsch gelagert, hat der Geschmack oft eine gewisse „Schärfe" und der Geruch ist sehr ausgeprägt und oft weniger angenehm. Wurde vor der Pressung über Feuer getrocknet, hat das Öl manchmal einen leicht rauchigen Geschmack. Wurde ihm zu wenig Wasser entzogen, kann durch Enzymwirkung ein „seifenartiger" Beigeschmack entstehen. Der Geschmack kann allerdings auch zu stark nussartig werden, wenn bei zu hohem Pressdruck das Pressgut zu warm wird. Dann ist das Öl meist auch leicht gelblich, nicht weißlich.

Je nachdem, wie fein gefiltert wurde, enthält das Öl übrigens noch weiße Schwebstoffe aus Kokosfleisch, was aber keinen Einfluss auf die Qualität hat.

RBD-Öle haben dagegen keinen Geruch, da sie desodoriert sind, der Geschmack ist manchmal etwas scharf oder neutral.

Objektiv ist es für Laien weniger leicht, die Öle zu beurteilen. Zwar stellen manche Hersteller Laborberichte zur Verfügung, aber zum einen werden hier selbstverständlich die besten Chargen unter Idealbedingungen getestet. Und diese Berichte enthalten oft nicht alle für die Ölqualität wichtigen Informationen wie Peroxidzahl, Gehalt an freien Fettsäuren usw. und sind nur bedingt hilfreich, selbst wenn man weiß, wie sie zu interpretieren sind.

Qualitätssiegel sind auch nicht besonders verlässlich. So werden zum Beispiel im Naturkosthandel einige Kokosöle mit Biosiegel angeboten, aus kontrolliert biologischem Anbau. Bei diesem wird aber angemerkt, dass es zur Beseitigung des starken Geruchs mit Dampf desodoriert wurde. Es handelt sich hier also normalerweise nicht um Öl aus frischen Nüssen, sondern aus Kopra, mit entsprechenden Qualitätseinbußen. Aber das Biosiegel vermittelt hohe Qualität, trotz der nicht besonders schonenden Herstellung.

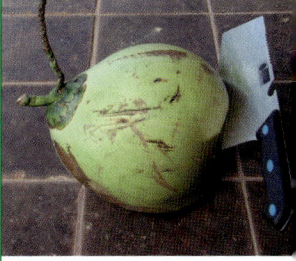

Die „Königsklasse" der Kokosnüsse: Bali King Coconut vor dem Schälen

Für die meisten Verbraucher sind die anderen Qualitätssiegel ähnlich undurchschaubar und sagen letztlich über die Feinheiten der Herstellung und die Güte nicht viel aus. Zwar fühlen sich die Hersteller verpflichtet, diese Zertifikate zu erwerben und werben auch damit, aber letztlich ist der Geschmackssinn des Verbrauchers das beste Kriterium für die Qualität.

Pro und contra VCO

Auf jeden Fall sollten Sie gehärtete Kokosfette meiden. Darüber hinaus ist es aber mehr eine Frage von Preis und Geschmack, welche Variante Sie wählen.

Und Sie sollten es ähnlich sehen wie bei dem Vergleich zwischen einem Öl aus Massenproduktion und einem hervorragenden Öl, das frisch in einer kleinen Ölmühle gepresst wurde – die Qualität kostet zwar mehr, ist aber auch deutlich höher. Weil mit möglichst niedrigen Temperaturen gearbeitet wird, die Nüsse frisch verwertet werden und die Verarbeitung insgesamt schonender ist, entspricht VCO weitgehend dem Öl, das auch in der frischen Nuss enthalten ist, ist also ein möglichst naturbelassenes Produkt.

Der Unterschied lässt sich nicht unbedingt an Analysewerten festmachen, denn zumindest die Fettsäurezusammensetzung ist praktisch identisch. Aber trotzdem gibt es in Wirkung und nicht analytisch erfassten Inhaltsstoffen offenbar Unterschiede.

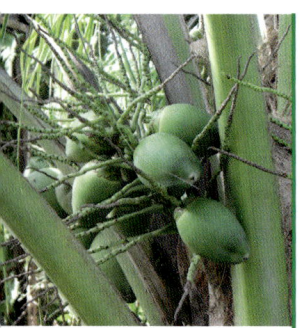

Wenn man es zum Beispiel Tieren – mit deren feineren Sinnen – zu fressen gibt, stellt man oft fest, dass sie das RBD-Fett verschmähen, aber VCO mit Begeisterung fressen. Ich hatte meinen beiden Hunden eine Weile VCO ins Futter getan und sie fraßen damit selbst langweiliges Trockenfutter mit Begeisterung. Als ich aber – weil das VCO zu teuer erschien – stattdessen RBD-Fett verwendete, blieb das Futter ewig stehen. Bei direktem Vergleich mit zwei Fressnäpfen wurde das mit VCO angereicherte Futter immer sofort gefressen, das andere gar nicht angerührt. Das ist nun kein wissenschaftlich abgesicherter Vergleich, weist aber zumindest darauf hin, dass Qualitätsunterschiede bestehen, die sich wahrscheinlich auch auf uns Menschen auswirken können.

VCO hat allerdings immer einen leichten Kokosgeschmack und es gibt Menschen, die diesen zumindest anfangs nicht mögen. Viele stellen nach einiger Zeit fest, dass sie ihn nicht mehr so stark wahrnehmen und gewöhnen sich daran, auch weil er oft bei Verwendung des Öls zum Kochen, Braten oder Backen durch die Erhitzung geringer wird. Können Sie sich aber absolut nicht an den Geschmack gewöhnen, können Sie trotzdem die Vorzüge der gesunden Fettsäuren nutzen, indem Sie das geruchs- und geschmacksfreie Koprafett mittlerer Qualität von einem der Anbieter aus dem Naturkostsegment verwenden.

Haltbarkeit von Kokosöl

Kokosöl ist sehr gut haltbar, sofern es nur sehr wenig Wasser enthält. Es ergibt daher überhaupt keinen Sinn, es zu härten, um die Haltbarkeit zu verbessern. Obwohl es einen Anteil von etwa 8 Prozent ungesättigten Fetten enthält, wird es nicht leicht ranzig. Von diesen 8 Prozent bestehen 6 Prozent sowieso aus Ölsäure, die nicht leicht ranzig wird, und die restlichen 2 Prozent mehrfach ungesättigte Fette sind im restlichen Öl gleichmäßig verteilt, sodass es nicht so schnell zu Kettenreaktionen der freien Radikale kommen kann, die in anderen Fetten das Ranzigwerden fördern.

In Ländern, in denen das Öl meist fest ist, weil die Raumtemperatur außer im Hochsommer unter seinem Schmelzpunkt von ca. 25 °C liegt oder wenn es ständig im Kühlschrank aufbewahrt wird, kann es allerdings bei der Haltbarkeit ein anderes Problem geben: Solange das Öl flüssig und damit immer etwas in Bewegung ist, können auf seiner Oberfläche keine Keime wachsen. Wasserfreies Kokosöl ist in flüssigem Zustand sehr lange haltbar. Bei entsprechenden Untersuchungen hat man selbst nach zehn Jahren keine Veränderungen festgestellt.

Erfahrungen in kälteren Ländern haben jedoch ab und zu ein mögliches Problem gezeigt, das auftreten kann, wenn das Öl lange Zeit hart bleibt – wie das in vielen Ländern über viele Monate mit Temperaturen unter 25°C der Fall ist und in denen das Öl normalerweise in weithalsigen Behältern aufbewahrt wird: Bleibt der Behälter lange offen und ist das Öl Schimmelsporen aus der Luft und zusätzlich hoher Luftfeuchtigkeit – wie oft in der Küche – ausgesetzt, bildet sich auf der Oberfläche und in kleinen Rissen im Fett eine Fett-Wasser-Schicht, in der sich die Schimmelpilze entwickeln können. (Sie erinnern sich: Nur die freien Fettsäuren töten Pilze, nicht die Triglyzeride im unverdauten Öl.) Der Geschmack des Fettes an dieser Stelle ändert sich, es schmeckt leicht seifig bzw. muffig.

Bei anderen festen Fetten wie Butter und Margarine tritt übrigens dasselbe Problem auf, es ist nicht typisch für Kokosöl. Man sollte die gleichen Regeln wie bei diesen Fetten beachten:

- Der Behälter sollte nur zur Entnahme kurz geöffnet werden.
- Die Entnahme des Öls erfolgt mit sauberem und trockenem Besteck.
- Man sollte es nicht im Kühlschrank aufbewahren. Öffnet man den Behälter, kondensiert auf der kalten Oberfläche die Luftfeuchtigkeit zu Wasser.

Milch, Mus und andere Ölquellen

Neben dem Öl können die frische Nuss und viele Produkte, die aus ihr gewonnen werden, als Ölquellen genutzt werden.

Eine frische Kokosnuss – so kaufen Sie die richtige

In Europa kommt meist die ausgereifte und von der äußeren, etwa 2 cm dicken Basthaut befreiten Nuss in den Handel, nur noch von der harten Schale und einigen inzwischen dunkelbraunen Kokosfasern umgeben.

Kokosnüsse können zwar einige Monate gelagert werden, doch eines Tages sind auch sie nicht mehr zum Verzehr geeignet. Es gibt einige Merkmale, aus denen Sie auf die Qualität einer Nuss schließen können:

1. Die Schale darf weder einen Sprung noch Risse haben, sondern muss durchgängig geschlossen sein. Sie können die Nuss entweder genau anschauen oder zwei Nüsse nehmen und sie *leicht* gegeneinander klopfen. Ist die Schale bei beiden Nüssen intakt, so gibt es einen recht klaren, nicht sehr tiefen Ton. Ist dagegen eine Schale defekt, macht sie einen dumpfen Ton. Achten Sie auch darauf, dass sich auf der Schale kein Schimmel befindet.
2. Es muss sich noch Flüssigkeit in der Nuss befinden, lieber mehr als weniger. Nehmen Sie einige Nüsse in die Hand und schütteln Sie sie, dann merken Sie schnell den Unterschied. Kaufen Sie nur Nüsse, die noch viel Flüssigkeit enthalten.

3. Schauen Sie sich die drei „Augen" der Kokosnuss an. Sie müssen unverletzt sein und dürfen nicht hervortreten.

Die Kokosnuss öffnen

Bevor Sie die Nuss öffnen, sollten Sie das darin enthaltene Kokoswasser entfernen.

Von den drei Augen ist mindestens eines sehr weich und lässt sich leicht mit einem spitzen Gegenstand durchstechen, zum Beispiel mit einer Ahle oder einem dünnen Schraubenzieher. Das Wasser kann dann durch das Loch abfließen. Wenn Sie ein weiteres Loch durchstechen, fließt es leichter ab, aber zwei der drei Augen sind oft hart und nur mit Mühe zu durchstechen.

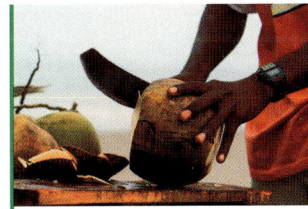

Das Kokoswasser können Sie auffangen und anschließend trinken, es ist sehr nährstoffreich und gesund. Das gilt aber nur, wenn Sie keine zu alte oder beschädigte Nuss erwischt haben. Sollte das Kokoswasser schimmelig schmecken, war die Nuss nicht mehr gut und Sie sollten weder das Wasser trinken noch die Nuss essen.

Am einfachsten knacken Sie die Nuss, wenn Sie sie in die Hand nehmen und kräftig auf einen Stein oder eine harte Fläche schlagen – aber bitte nicht auf Fliesen! Die „Seite" der Nuss ist empfindlicher als die „Spitze". Normalerweise bekommt die Nuss dann sehr schnell einen Riss und geht nach mehreren Schlägen auseinander. Sie können die Nuss auch in die Hand nehmen und ihr mit einigen kräftigen Hammerschlägen rundherum einen Riss verpassen.

Danach müssen Sie nur noch das weiße Fleisch von der harten Schale lösen. Mit ein wenig Geschicklichkeit und einem stabilen kurzen Messer ist das nicht schwierig. Als guter Weg hat sich erwiesen, das Fleisch von oben quer einzuschneiden – dadurch wird es meist zur Seite gedrückt und löst sich so von selbst ab.

Falls Sie die dünne braune Haut vom weißen Fleisch entfernen möchten, können Sie die Kokosstücke für etwa 5 Sekunden in kochendes Wasser tauchen, diese Schicht lässt sich danach viel leichter abschälen.

Das Kokosfleisch sollte anschließend im Kühlschrank aufbewahrt und innerhalb der nächsten ein bis zwei Tage verzehrt werden.

Überschüssiges können Sie einfrieren und später verwenden, dann ist es aber nicht mehr so knackig.

Das weiße Fleisch hat einen Fettanteil von etwa 35 Prozent. Daneben ist es sehr reich an Ballaststoffen, enthält etwas Eiweiß, Mineralien und Vitamine.

Kokosflocken und Kokosraspel

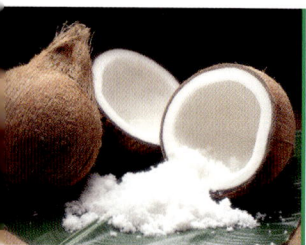

Kokosflocken und -raspel werden hergestellt, indem das Fleisch zerkleinert und anschließend getrocknet wird, sodass es von seinem ursprünglichen Gehalt von 52 Prozent Wasser nur noch etwa 2,5 Prozent enthält. Ansonsten hat es aber noch viele Nährstoffe, die sich auch im frischen Kokosfleisch finden, natürlich auch das Kokosöl. Kokosflocken haben einen natürlichen Fettgehalt von etwa 66 Prozent, auch wenn man dies nicht vermuten würde. Es werden allerdings auch teilweise Kokosflocken mit niedrigerem Fettgehalt angeboten.

Sie können die Flocken auch selbst aus frischer Kokosnuss herstellen, indem Sie das Fleisch mit einer Obstraspel zerkleinern. Diese können anschließend in einem Obsttrockner oder im Backofen – dann allerdings bei maximal 60 °C, da sie sonst schnell braun werden – getrocknet werden. Oder Sie trocknen sie in einer heißen Pfanne unter ständigem Rühren, dann werden sie auch nicht braun.

Kokosmus und Kokoscreme

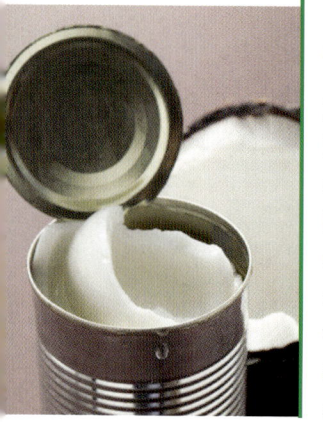

Zur Herstellung von Kokosmus (bzw. -creme) wird getrocknetes Kokosfleisch fein zerrieben. Es enthält also einerseits noch viel Öl, andererseits aber auch Ballaststoffe, Mineralien und Vitamine, ähnlich wie die Kokosflocken, und hat einen leicht süßen, kokosartigen Geschmack. Es kann wie andere Nussmuse verwendet werden, aber auch als Butterersatz auf Brot. Sie können es auch zum Kochen verwenden, ähnlich wie das Kokosmehl zur Verdickung von Soßen oder als Geschmacksverfeinerung. Zum Braten ist es nicht geeignet, da seine Feststoffe durch die Hitze schwarz würden.

Kokosmilch

Kokosöl kann gut und schmackhaft durch die Verwendung von Kokosmilch konsumiert werden. Sie lässt sich nicht nur in Rezepten aus der asiatischen und karibischen Küche verwenden, sondern eignet sich auch als Milchersatz für Rezepte aus der europäischen Küche und ist zum Beispiel besonders für alle geeignet, die auf Milch und Sahne allergisch reagieren.

Kokosmilch ist übrigens nicht dasselbe wie Kokoswasser. Kokosmilch wird gewonnen, indem das zerkleinerte Kokosfleisch mit Kokos- oder Trinkwasser gemischt und anschließend ausgepresst wird. Sie enthält meist 17–24 Prozent Kokosöl, je nach Wassergehalt. Es gibt auch Kokosmilch mit deutlich geringerem Fettgehalt, auch als fertige Trinkmilch in verschiedenen Geschmacksrichtungen.

Kokosmilch wird oft in Dosen abgefüllt angeboten und Sie finden sie sowohl in asiatischen Geschäften als auch in Feinkostläden, in vielen Supermärkten sowie in Reformhäusern und Naturkostläden. Beim Einkauf sollten Sie auf zwei Dinge achten:

1. Auf dem Etikett sollte bei den Inhaltsangaben nur Kokosmilch (bzw. Kokosextrakt) und Wasser angegeben sein, denn sorgfältig hergestellte Kokosmilch kann ohne Konservierungsstoffe abgefüllt werden. Einige Hersteller fügen Konservierungsstoffe zu, z. B. das schwefelhaltige E224, andere setzen Stoffe wie Carragen (ein Algenextrakt) zur Verdickung bei.

2. Der Fettgehalt ist nicht immer angegeben. Manche Sorten haben einen höheren Fettgehalt als andere. Am besten probieren Sie mehrere Sorten aus, denn die Produkte unterscheiden sich auch etwas in Geschmack, Farbe und Konsistenz. So finden Sie eine Sorte, die Sie gerne mögen.

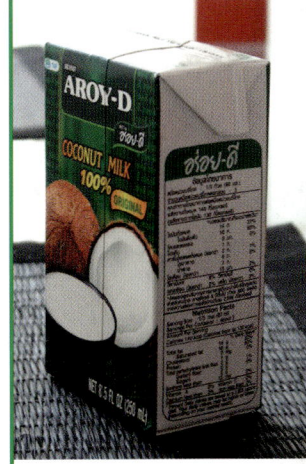

Thailändische Kokosmilch

Kokosmilch kann bei vielen Gelegenheiten verwendet werden, bei denen Sie sonst Kuhmilch nehmen würden. Gerade für Milchallergiker ist sie eine sehr gute Alternative, da sie im Gegensatz zu Sojamilch fast nie selbst zur Ausbildung neuer Allergien führt und insgesamt sowieso gesünder als diese ist, wie auch gesünder als Reismilch oder Mandelmilch. Da Kokosmilch von Natur aus einen leicht süßen

Geschmack hat, schmeckt sie im Gegensatz zu den genannten Milch-imitaten auch ohne Zugabe von Zucker gut.

Für die meisten Zwecke sollten Sie die Kokosmilch mit Wasser oder Saft verdünnen. Sie hat immerhin einen Fettgehalt von bis zu 24 Prozent, im Gegensatz zu den 3,5 Prozent der Vollmilch. Hier müssen Sie ausprobieren, welche Verdünnung für Sie angenehm ist.

Die richtige Menge

Es gibt keine gesicherten Angaben, wie viel Kokosöl am besten ist. Die Empfehlungen der Forscher richten sich meist danach, wie viel Lau-rinsäure in der Muttermilch enthalten ist und gehen davon aus, dass ein Erwachsener ebenfalls eine seinem höheren Gewicht entspre-chende Menge benötigt, um die gleiche positive Wirkung wie durch die Muttermilch zu erzielen, vor allem in Bezug auf die Vermeidung oder Bekämpfung von Krankheiten. Praktische Erfahrungen haben diese Vorgaben im Prinzip bestätigt.

Wenn man die Menge, die sich unter idealen Voraussetzungen in Muttermilch findet, auf einen Erwachsenen umrechnet, kommt man auf einen Tagesbedarf von etwa 25 g Laurinsäure. Da Kokosöl unge-fähr zur Hälfte aus Laurinsäure besteht, ergibt dies einen Tagesbedarf von ungefähr 50 g Kokosöl, also etwa dreieinhalb gestrichenen Ess-löffeln Öl.

Diese Angabe klingt auf den ersten Blick sehr hoch, zumal diese Fettmenge um die 430 kcal hat. Doch selbst bei einem niedrigen Tages-verzehr von nur 2000 kcal entspricht dies lediglich 21,5 Prozent des täglichen Kalorienbedarfs. Liegt der Tagesverzehr bei um die 2500 kcal, entsprechen diese 50 g lediglich 17 Prozent der Tageskalorien.

Verwenden Sie keine anderen Pflanzenöle, dann hängt Ihr gesam-ter Fettverbrauch auch davon ab, ob Sie fettarme oder fettreiche Fleisch- und Milchprodukte essen oder sonstige sehr fetthaltige Lebensmittel. Wenn Sie sich dort ein wenig zurückhalten, ist für Kokosöl mehr als genug Platz und oft können Sie problemlos auch mehr davon verzehren. Besonders dann, wenn man Kokosöl unterstützend bei der Besserung eines Krankheitsverlaufs einsetzen will, sollte diese Menge nicht unterschritten werden. Auf der anderen Seite wurde bisher noch keine Obergrenze für den Konsum von Kokosöl gefunden, ab der es schädlich wirken würde. Sie können also problemlos auch deutlich mehr zu sich nehmen.

Eventuell langsam daran gewöhnen

Wer in der Vergangenheit nur wenig Fett gegessen hat, sollte nicht gleich mit einer großen Menge beginnen. Nehmen Sie am ersten Tag am besten drei Mal einen Teelöffel zu sich und steigern Sie diese Menge jeden Tag etwas, bis Sie Ihre maximale Menge erreicht haben. Die meisten Menschen haben zwar keine Probleme damit, von Anfang an größere Mengen zu verzehren, aber gelegentlich kommt es dabei zu Durchfall, Bauchschmerzen oder anderen Problemen, die sich vermeiden lassen, wenn man die Menge langsam steigert.

Sie können es pur verzehren oder es mit etwas Brot zu sich nehmen, in Müsli, Joghurt, Quark, Suppe oder anderes einrühren. Manche rühren es in ihren Tee oder in ein Milchmixgetränk ein. Oder Sie nehmen einen Teil in Form von selbst gebackenen Plätzchen zu sich (vgl. Kapitel 9).

Als „Nervennahrung" bei Alzheimer und ähnlichen Problemen

Die ketogene Wirkung von Kokosöl ist am größten, wenn es bei relativ niedrigem Blutzuckerspiegel zugeführt wird, also morgens nach dem Aufstehen, am besten am Anfang des Frühstücks. Über den Tag verteilt, ist es sinnvoll, zwischen Mahlzeiten, die Kohlenhydrate enthalten, etwa 4 bis 5 Stunden verstreichen zu lassen, sodass der Blutzuckerspiegel vor dem nächsten Verzehr von Kokosöl wieder relativ niedrig ist, damit mehr Ketone hergestellt werden. Allenfalls kann man zwischen den Mahlzeiten Kokosöl zu sich nehmen, aber ohne dabei Kohlenhydratreiches zu essen. Wer das Öl nicht pur verzehren

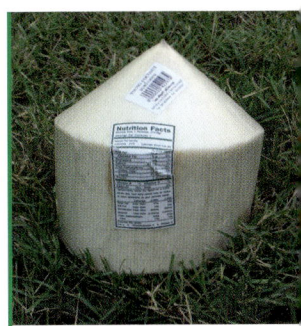

*Kokosnuss
mit Etikett über die
Zusammensetzung
von Kokoswasser*

will, kann man es mit etwas Eiweißreichem wie Hüttenkäse oder Magerquark mischen und so die Zeit bis zur nächsten Mahlzeit überbrücken.

Mit 50 g Kokosöl, über den Tag verteilt, erreicht man häufig eine gute Wirkung bei Nervensystemproblemen, aber sinnvoll ist es, mehr zu sich zu nehmen, um die Wirkung zu verstärken und positive Effekte zu beschleunigen.

Wie viel Öl ist in welchen Kokosprodukten?

Kokosnuss

100 g frische Kokosnuss haben einen Fettgehalt von etwa 35 Prozent, sodass zur Deckung des Tagesbedarfs ungefähr 160–180 g Kokosfleisch benötigt werden.

Kokosmilch

Kokosmilch hat je nach Hersteller einen Fettgehalt von um die 17–24 Prozent, enthält also etwa 17–24 g Öl pro 100 g. Wenn der gesamte Tagesbedarf von 25 g Laurinsäure durch Kokosmilch gedeckt werden soll, werden davon ungefähr 200–250 ml täglich benötigt.

Kokosflocken, Kokosmus und Kokoscreme

Sie bestehen zu ungefähr 66 Prozent aus Kokosöl, sodass etwa 80 g zur Deckung des Tagesbedarfs ausreichen, wenn man dabei von 50 ml Ölbedarf bzw. 25 g Laurinsäurebedarf ausgeht.

Kapitel 8 – Mehl und Wasser

Aus Kokosnuss lassen sich zwei weitere interessante gesunde Köstlichkeiten gewinnen: Kokosmehl und Kokoswasser. Einige Anbieter von Kokosöl haben diese inzwischen auch im Programm, auch weil sie bei der VCO-Produktion sowieso entstehen und sich ihre Vermarktung anbietet. Und da beide sehr gesund sind, soll etwas näher auf sie eingegangen werden.

Kokosmehl

Nachdem das weiße Kokosfleisch ausgepresst worden ist, enthält es zwar nur noch wenig Öl, ist aber noch reich an anderen wertvollen Inhaltsstoffen. Es wird getrocknet und zu feinem Pulver vermahlen, dem Kokosmehl.

Schaut man sich die Inhaltsstoffe an, wird schnell klar, warum es so wertvoll ist. Es
– ist frei von Gluten,
– ist reich an Ballaststoffen,
– ist reich an Eiweiß mit hoher biologischer Wertigkeit,
– enthält wichtige Mineralien und Spurenelemente,
– enthält Kokosöl.
Die genaue Zusammensetzung hängt vom Herstellungsverfahren ab. Es gibt auf dem Weltmarkt Mehle mit hohem und niedrigem Öl-, Ballaststoff- und Eiweißanteil. Die im deutschen Sprachraum für

Endverbraucher angebotenen Mehle haben meist ungefähr folgende Zusammensetzung (pro 100 g):

Wasser	7–8 g
Fett	12–16 g
Eiweiß	18–20 g
Ballaststoffe	38–40 g
verdauliche Kohlenhydrate	18–20 g
Kalorien	330–340 kcal

Glutenfrei

Bevor wir auf die Inhaltsstoffe bzw. deren Eigenschaften eingehen, muss erwähnt werden, dass einer fehlt, der für die üblichen Mehle – wie Weizen und Roggen – typisch und für deren Backfähigkeit verantwortlich ist: *Gluten*. Kokosmehl ist auch deshalb so interessant, weil es kein Gluten enthält.

Es gibt viele Menschen, deren Darm empfindlich auf Gluten reagiert, nach Schätzungen ist das eine von rund 150–200 Personen in Mitteleuropa. Alleine in Deutschland wären dies etwa 500 000 Betroffene. Bei ihnen schädigt Gluten die Darmwand und führt zu Zöliakie, die sich je nach Ausprägung und Schwere in diversen Symptomen äußert. Da sehr viele Produkte glutenreiche Getreide enthalten und da es bisher keine wirklich gut geeigneten glutenfreien Mehle gab, war es nicht leicht, sich glutenfrei zu ernähren, obwohl dies Zöliakie bessern oder verhindern würde.

Kokosmehl kann andere Mehle vollständig ersetzen. Im Gegensatz zu anderen glutenfreien Mehlen aus Hülsenfrüchten oder Nüssen schmeckt es sehr angenehm und ist relativ preisgünstig.

Da es kein Gluten enthält, fehlt ihm der „Kleber", der es dem Teig ermöglicht, die durch Gärung darin entstehenden Gase festzuhalten und der ihn aufgehen lässt. Deshalb wird normalerweise empfohlen,

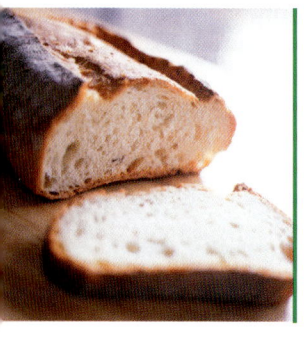

nur etwa 25 Prozent des Mehls in einem Rezept durch Kokosmehl zu ersetzen, da sonst kein lockerer Teig entstehen kann. Das wäre jedoch für einen Glutenallergiker keine große Hilfe. Aber vor einigen Jahren hatte Bruce Fife eine geniale Idee:[1] Er verwendet Eier und ersetzt mit dem darin enthaltenen Eiweiß das Gluten. Durch die zusätzliche Verwendung von Kokosöl oder Butter wird die Konsistenz dann ähnlich wie bei der Verwendung glutenhaltiger Mehle. Einige Tipps zum glutenfreien Backen mit Kokosmehl finden Sie in Kapitel 9.

Eiweiß mit hoher biologischer Verwertbarkeit

Eiweiße lassen sich umso besser vom Körper zum Aufbau eigener Substanz verwenden, je besser das Muster seiner *essenziellen Aminosäuren der unseres Körpereiweißes entspricht. Weizen enthält nur rund 12 g Eiweiß, von dem nur etwa 60 Prozent, also 7 g, gut verwertet werden können. Kokosmehl enthält dagegen ungefähr 20 g, von denen 70 Prozent gut verwertbar sind, also gut 14 g. Selbst ein Rinderfilet enthält nur etwa 20 g Eiweiß, von denen um die 80 Prozent gut verwertbar sind, also auch nicht viel mehr, lediglich 16 g.

Niedrige glykämische Last: „Low Carb"

Kokosmehl ist also auch ein guter Eiweißlieferant. Es hat gegenüber Weizen- und ähnlichen Mehlen noch einen weiteren Vorteil: Es liefert zwar ähnlich viele Kalorien wie Weizen, aber während diese bei Weizen vor allem aus hoch glykämischen Kohlenhydraten stammen (250 kcal), werden sie bei Kokosmehl vor allem von Eiweiß (80 kcal) und Fett (115 kcal) geliefert, die niedrig glykämisch sind.

Reich an sanften Ballaststoffen

Darüber hinaus enthält Kokosmehl sehr viel Ballaststoffe. Und von Ballaststoffen ist bekannt: Je mehr davon verzehrt werden, umso weniger stark steigt der Blutzuckerspiegel an und umso besser arbeitet das Verdauungssystem und wird Verstopfung vermieden.[2]

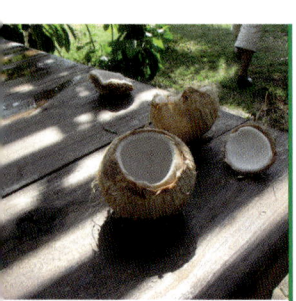

Kokosmehl enthält deutlich mehr Ballaststoffe als andere Mehle, Früchte oder Gemüse, ähnlich viel wie Weizenkleie. Die Ballaststoffe im Kokosmehl sind allerdings wesentlich weicher als in der Weizenkleie, sodass sie die Darmwand nicht reizen, was bei Weizenkleie eher problematisch ist.

Unter anderem wegen seines hohen Ballaststoffgehalts, aber auch wegen der positiven Wirkung des enthaltenen Öls auf den Blutzucker, hat Kokosmehl einen sehr niedrigen glykämischen Wert. Bei Versuchen wurde festgestellt, dass der Anstieg des Blutzuckerspiegels durch eine Mahlzeit umso geringer war, je mehr Kokosmehl diese Mahlzeit enthielt.[3, 4] Es verringert also die Blutzucker steigernde Wirkung anderer Nahrungsmittel, was man quasi als „negativen" glykämischen Wert interpretieren könnte.

Damit ist Kokosmehl besonders für Menschen geeignet, die Probleme mit dem Blutzuckerspiegel haben, also für Diabetiker und Menschen mit Hypoglykämie, und macht es besonders geeignet für kohlenhydratarme Ernährungsformen.

Gut für den Darm ist gut für die Gesundheit

Ballaststoffe spielen eine große Rolle für die Darmgesundheit. Ohne ausreichende Zufuhr von Ballaststoffen kann der Darm nicht gesund sein, aber die meisten Menschen nehmen viel zu wenige zu sich. Und wenn, dann vor allem in Form von Getreideschalen vollwertiger Getreideprodukte, was aber häufig zu Darmreizungen führt und nicht gut vertragen wird, da diese Ballaststoffe sehr hart und oft scharfkantig sind und so die Darmwand verletzen können. Durch die feiner gemahlenen und weicheren Ballaststoffe im Kokosmehl besteht diese Gefahr nicht. Ballaststoffe haben eine Reihe von positiven Eigenschaften:

– Sie binden Wasser und erhöhen so das Volumen der Nahrung, ohne Kalorien zu enthalten. Ab einem bestimmten Volumen ist man satt, und wenn dies weniger Kalorien enthält, ist man also mit weniger Kalorien satt geworden. Hierdurch und durch die ausgleichende Wirkung auf den Blutzucker kann man leichter abnehmen.

– Sie binden Wasser und erhöhen so das Volumen des Speisebreis. Dadurch bewegt sich der Speisebrei deutlich schneller durch den Darm, braucht im Idealfall nur 24 Stunden statt 36 Stunden und mehr wie bei vielen Menschen, die unter Verstopfung leiden. Je schneller die Darmpassage stattfindet, umso mehr Giftstoffe werden ausgeschieden, umso weniger wird die Darmwand gereizt und umso weniger entstehen Darmkrebs, Divertikel und viele andere Probleme.

– Sie füttern die Darmbakterien, vor allem die für uns positiven, und helfen ihnen so, pathogene Bakterien und Pilze in Schach zu halten. Entsprechend wirken sie sich positiv bei Morbus Crohn, Candida-Infektionen und vielen anderen Problemen der Darmflora aus. Darüber hinaus stellen Bakterien aus Ballaststoffen kurzkettige Fettsäuren her, die den Zellen der Darmwand wichtige Nahrung liefern, die Muskeltätigkeit des Darms fördern und so gegen Darmträgheit und damit gegen Verstopfung wirken.

Mineralmangel durch Ballaststoffe?

Viele ballaststoffreiche Nahrungsmittel, wie Getreide und Hülsenfrüchte, sind reich an Phytinsäure. Wird diese nicht durch Fermentation (wie bei der Teiggärung) abgebaut, bindet sie Mineralien, die dann dem Körper nicht mehr zur Verfügung stehen. Kokosmehl enthält keine Phytinsäure, sondern liefert im Gegenteil eine Reihe von Mineralien, auch wichtige wie Selen, die oft in unserer sonstigen Ernährung fehlen. Die Kokosnuss enthält sogar verhältnismäßig viel Selen. Da es als wasserlösliches Mineral vorliegt, findet es sich – wie auch die anderen Mineralien – nicht im Öl, sondern nur in Produkten aus Kokosfleisch wie Kokosmehl, Kokosmus, Kokosmilch, Kokosflocken und Ähnlichen sowie im Kokoswasser.

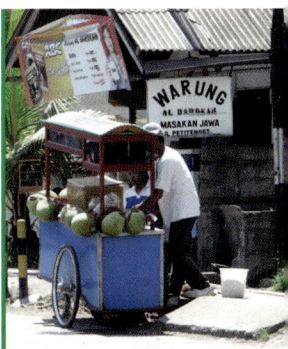

Frisches Kokoswasser an einem Stand in Bali

Wie viel Ballast ist optimal?

Täglich sollten rund 30–40 g Ballaststoffe verzehrt werden, viele Menschen nehmen jedoch deutlich weniger als 20 g zu sich. Ein großer Vorteil von Kokosmehl: Es kann roh verzehrt werden und kann damit vielen Speisen problemlos zugegeben werden, wie Müslis, Suppen, Soßen, Milchgetränken, Joghurt, Quarkspeisen. Ihrer Fantasie sind keine Grenzen gesetzt, probieren Sie es einfach aus.

Und bei allen Backrezepten kann es problemlos 20–25 Prozent des Getreidemehls ersetzen. Erst bei einem größeren Anteil müssen Sie spezielle Tricks anwenden, auf die wir im Rezeptteil genauer eingehen. Da Kokosmehl mehr Wasser als Mehl aufnimmt, müssen Sie in Rezepten allerdings etwas mehr Flüssigkeit zugeben, um einen Teig mit gleicher Konsistenz zu erreichen.

Aufbewahrung von Kokosmehl

Da Kokosmehl Wasser anzieht, sollte es in einem dicht schließenden Behälter aufbewahrt werden, am besten im Kühlschrank.

Kokosschrot

Isoliert man aus Kokosmehl die Ballaststoffe, erhält man Kokosschrot, den man statt des Mehls verwenden kann, um den Ballaststoffgehalt von Speisen zu erhöhen, z. B. durch Zugabe zu Müslis oder bei der Teigwarenherstellung. Einzelne Hersteller bieten diesen Schrot inzwischen auch an.

Kokoswasser

Während Kokosöl und andere Produkte aus dem Fruchtfleisch der Kokosnuss von Nüssen stammen, die etwa zwölf Monate gewachsen sind, werden Nüsse traditionell bereits nach rund acht Monaten geerntet, wenn man das im Inneren befindliche Kokoswasser trinken möchte. Sie haben dann noch kein hartes Fruchtfleisch, sondern innen allenfalls eine dünne weiche, gallertartige Schicht, die noch wenig Fett enthält, aber auch sehr nahrhaft ist und traditionell gerne kleinen Kindern und Kranken gegeben wird. Zusammensetzung und Geschmack des Wassers sind zu dieser Zeit auch noch etwas anders, allerdings sind die Unterschiede zumindest in Bezug auf die gesundheitliche Wirkung nicht gravierend.

Wasser, Mineralien und etwas Zucker – ein hervorragendes Elektrolytgetränk

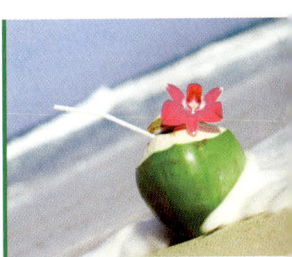

Wo Kokosnüsse wachsen, wird traditionell ihr Wasser als alltägliches Getränk auch heute noch von vielen Menschen genutzt. Es ersetzt nicht nur den in heißen Ländern hohen Wasserverlust, sondern liefert gleichzeitig wichtige Mineralien, die ebenfalls vor allem über den Schweiß verloren gehen. Es eignet sich daher auch hervorragend als Sportgetränk, um *Dehydrierung und Mineralmangel vorzubeugen.

Kalium (ca. 250–300 mg/100 ml), Natrium (ca. 50–100 mg/100 ml), Kalzium (25–45 mg/100 ml) und Magnesium (10–25 mg/100 ml) liefern den größten Anteil der Mineralien, es finden sich aber auch andere, darunter wichtige Spurenelemente, wie vor allem relativ viel Selen. Im Gegensatz zu vielen Sportgetränken enthält es damit deutlich mehr Mineralien, die es zu einer *isotonischen Lösung machen, die im Notfall sogar schon für intravenöse Infusionen genutzt wurde.[5, 6] Sein Natrium-, Magnesium- und Kalziumanteil ist zwar ähnlich einem guten Sportgetränk, aber es enthält deutlich mehr Kalium. Da viele Menschen unter Kaliummangel leiden, ist dies jedoch vorteilhaft, zumal das Verhältnis Kalium zu Natrium von etwa 2:1 ungefähr dem Verhältnis in unserem Körper entspricht.

Kalium hat eine Reihe gesundheitsfördernder Eigenschaften, die mit zur positiven Wirkung von Kokoswasser beitragen:
– Kaliummangel trägt zu Bluthochdruck bei.[7]
– Eine ausreichende Kaliumzufuhr senkt Bluthochdruck.[8]
– Kalium verringert deutlich das Schlaganfallrisiko.[9]
– Kalium ist neben Magnesium eines der am stärksten gegen Übersäuerung wirkenden Mineralien.

Kokoswasser ist eine ausgezeichnete Kaliumquelle, es enthält sogar mehr als die meisten Früchte, sogar mehr als Bananen. Und es liefert sie, ohne gleichzeitig viele Kalorien zu liefern, denn 100 ml enthalten nur gut 18 kcal. Die meisten stammen von Zuckern, von denen um die 4 g in 100 ml enthalten sind.

Wegen seines Nährstoffgehalts eignet es sich auch als Flüssigkeitsersatz bei Durchfallerkrankungen.

Traditionelle Anwendungen von Kokoswasser

In verschiedenen Volksmedizinen wird Kokoswasser traditionell bei einer Reihe von Gesundheitsproblemen eingesetzt. Teilweise sind diese Wirkungen inzwischen wissenschaftlich untersucht und abgesichert, teilweise warten sie noch auf ihre Bestätigung.

– Nieren- und Blasensteine können durch regelmäßigen Konsum des Wassers nicht nur verhindert, sondern abgebaut werden.[10]
– Bei grünem Star (Glaukom) ist der Druck im Augeninneren erhöht. Wird Kokoswasser getrunken, nimmt der Druck zumindest zeitweise ab.[11]

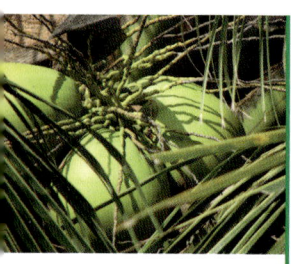

– Gegen grauen Star (Linsentrübung des Auges) wird Kokoswasser ebenfalls eine Wirkung nachgesagt, allerdings wirkt hier wahrscheinlich nur das frische Wasser junger Kokosnüsse, nicht das abgepackte. Es wird berichtet, dass es in der Lage ist, bei äußerlicher Anwendung grauen Star innerhalb kürzester Zeit zu bessern. Man tropft etwas Kokoswasser in das betroffene Auge, legt ein warmes feuchtes Tuch auf das geschlossene Auge und wartet zehn Minuten. Danach ist die Trübung oft deutlich gebessert oder sogar ganz verschwunden. Gegebenenfalls kann diese Behandlung über mehrere Tage durchgeführt werden, falls nicht gleich vollständige Besserung erreicht wird.
– Kokoswasser enthält viel Cytokinin. Dies verbessert die Regeneration von geschädigtem Gewebe und verlangsamt die Zellalterung, die sich über ihre Lebensspanne „jugendlicher" verhalten und so länger leben. Daher wird Kokoswasser äußerlich zur Wundheilung eingesetzt und könnte auch innerlich bei Geschwüren oder

Entzündungen im Verdauungstrakt helfen. Und es könnte sein, dass seine angeblich verjüngende Anti-Aging-Wirkung und die Verbesserung der Libido, die ihm nachgesagt wird, auf dem Gehalt an Cytokininen basiert, genauere Untersuchungen stehen jedoch noch aus.

Abgepacktes Kokoswasser

Einige Hersteller von VCO bieten auch Kokoswasser an, das bei manchen aus ausgereiften Nüssen stammt, bei anderen aus jungen oder aus Mischungen. Sie wenden unterschiedliche Konservierungsverfahren an, wie kurzzeitige Erhitzung, Zugabe von Ascorbinsäure oder andere, zum Teil wird auch Zucker oder anderes zugesetzt. Die wichtigsten Nährstoffe bleiben bei den meisten Verfahren erhalten, man erreicht jedoch nicht in allem die gleiche Wirkung wie bei frischem Kokoswasser.

Es gibt außerdem einige Getränke, bei denen das Kokoswasser mit anderen Säften gemischt ist.

Kapitel 9 – Rotes Palmöl

Sein hoher Gehalt an Carotinoiden und außergewöhnlichem Vitamin E machen Rotes Palmöl so wichtig. Es ist eine hervorragende Ergänzung zu Kokosöl.

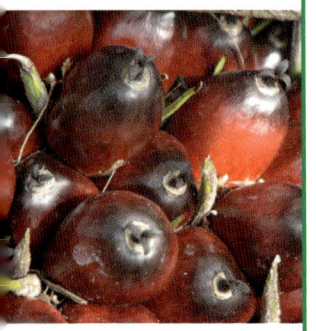

Während es sich in den letzten Jahren bei gesundheitsbewussten Konsumenten langsam herumgesprochen hat, wie gesund Kokosöl ist, rückt Rotes Palmöl erst langsam ins Bewusstsein. Es ist allerdings weniger wegen seiner Fettsäurezusammensetzung interessant, viel wichtiger sind sein hoher Gehalt an Carotinoiden – die ihm die intensive Farbe geben – sowie an ungewöhnlichem Vitamin E und anderen interessanten Nährstoffen, die die Wirkung von Kokosöl in idealer Weise ergänzen.

Die Ölpalme liefert von allen kommerziell angebauten Pflanzen das meiste Öl pro Anbaufläche. Während Soja gerade mal 100 Liter Öl pro Hektar im Jahr schafft und Raps und Olive auf rund 260 Liter kommen, produzieren Kokospalmen immerhin 530 Liter. Die Ölpalme übertrumpft sie mit etwa 1200 Litern um mehr als das Doppelte.

Die Ölfrüchte sind pflaumengroß und wachsen in großen Bündeln von bis zu 1000 und mehr Früchten. Eine Palme produziert pro Jahr bis zu zwölf Bündel, von denen jedes bis zu 25 kg wiegt.

Palm*kern*öl und Palmöl

Die Palmfrucht enthält zwei sehr verschiedene Öle, eines im Fleisch der Frucht und eines in ihrem sehr harten Kern. In der Grafik auf Seite 19 sehen Sie, dass die Zusammensetzung des Kernöls fast identisch mit dem von Kokosöl ist und es ähnlich verwendet werden könnte. Es kommt jedoch kaum in nativer Qualität in den Handel, sondern wird vor allem in der Kosmetikindustrie verwendet.

Palmöl, gewonnen aus dem Fruchtfleisch, wird dagegen in großen Mengen für den Verzehr hergestellt. Ursprünglich stammt die Pflanze aus Afrika, wo ihr Öl seit mehr als 5000 Jahren verwendet wird. Inzwischen werden auch große Mengen in Indonesien und Malaysia angebaut und verwendet, wie auch in anderen tropischen Ländern. Es wird schon lange weltweit verwendet, aber seitdem klar ist, wie ungesund viele andere pflanzliche Fette sind, wird es verstärkt eingesetzt, da es bei der Erhitzung weniger stark als viele andere zur Bildung von Transfetten neigt. Frei davon ist es jedoch auch nicht (siehe Seite 28).

Palmöl enthält allerdings keine mittelkettigen Fette, sondern besteht zu 51 Prozent aus langkettigen gesättigten Fettsäuren, zu 39 Prozent aus der einfach ungesättigten Ölsäure und zu 9 Prozent aus Omega-6-Fettsäuren. Es ist wegen seines hohen Anteils an den ziemlich hitzeunempfindlichen langkettigen gesättigten Fettsäuren und der relativ unempfindlichen Ölsäure einigermaßen zum Braten und sehr begrenzt zum Frittieren geeignet. Und es enthält einige Nährstoffe, die es bei der Erhitzung zusätzlich schützen, sodass auch die Omega-6-Fette nicht ganz so leicht in schädliche Stoffe umgewandelt werden. Seine Fettsäuren haben zwar gesundheitlich keinen besonderen Nutzen und besonders von Omega-6-Fettsäuren nehmen wir sowieso meist schon zu viel zu uns, aber der Anteil von 9 Prozent fällt dabei nicht mehr besonders ins Gewicht.

Es sind aber sowieso nicht die Fettsäuren, die dieses Öl so empfehlenswert machen, sondern der hohe Gehalt an anderen hervorragenden Nährstoffen, die in dieser großen Menge und besonderen Zusammensetzung nur im Roten Palmöl zu finden sind.

> Rotes Palmöl findet sich schon als Grabbeigabe in altägyptischen Pharaonengräbern.

Rotes Palmöl

Beim Palmöl ist es ähnlich wie beim Kokosöl: Das meiste wird raffiniert, gebleicht und desodoriert und kommt so in den Handel. Der wertvolle Farbstoff wird weitgehend entfernt, sodass es nur noch eine

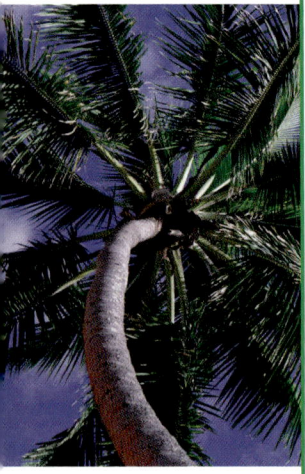

Selbst Palmöl aus Massenproduktion enthält oft noch recht viel Vitamin E.

leicht rötliche Farbe hat. Es werden allerdings nicht immer alle interessanten Nährstoffe vollständig entfernt, einige Vitamin-E-Arten bleiben je nach Verfahren zum Beispiel oft zu mehr als 60 Prozent erhalten. Und es sind neue Verfahren in der Erprobung, die eine Massenproduktion von Palmöl bei Erhaltung der Farbstoffe ermöglichen sollen.

Häufig aber wird das Öl in der Massenproduktion sogar in seine einzelnen Bestandteile zerlegt und neu zusammengesetzt, zu Varianten, die reich an Ölsäure oder Stearinsäure sind, je nach Einsatzzweck. Dann kann der Gehalt an wertvollen Inhaltsstoffen deutlich niedriger ausfallen.

Es gibt zwei Verfahren, das volle Spektrum der wertvollen Phytobegleitstoffe einschließlich des roten Farbstoffs zu erhalten; dabei entsteht ein tief rubinrotes Öl – Rotes Palmöl (RPO, Red Palm Oil).

Traditionelles Verfahren

Diese Methode ist zwar nicht so schonend wie bei VCO, denn die Früchte werden vor der Verarbeitung gekocht oder mit Wasserdampf erhitzt, um störende Inhaltsstoffe (wie Pflanzengummi) abzubauen und Gärung zu verhindern. Und auch nach der Pressung wird das Öl nochmals gekocht, um es von Wasser und Schwebestoffen zu befreien. Aber die Methode ist seit Tausenden von Jahren bewährt. Die Erhitzung auf etwa 100 °C schädigt vor allem nicht die wertvollen Nährstoffe. Es ist damit zwar nicht „kalt gepresst" und kann streng genommen auch nicht als „nativ" bezeichnet werden, aber es hat sich in dieser Form über Jahrtausende bewährt.

In manchen Gegenden zieht man eher ein Rotes Palmöl mit etwas mehr „Biss" vor.

Es gibt dabei durchaus Unterschiede im Ablauf dieser traditionellen Herstellung, die sich vor allem auf den Geschmack auswirken. Die Ölfrucht fängt sehr leicht an zu gären. Wenn die schweren Fruchtbündel geerntet werden und dabei mit Wucht auf den Boden fallen und nicht innerhalb weniger Stunden erhitzt werden, beginnen die Früchte zu gären, deren Haut verletzt wurde. Selbst unverletzte Bündel müssen innerhalb weniger Tage erhitzt werden, sonst kommt es ebenfalls zu Gärungen. Wird das Öl aus diesen angegorenen Früchten gewonnen, enthält es zwar nach wie vor die wertvollen Nährstoffe.

Aber es enthält auch mehr Säure, sein Geschmack hat einen gewissen „Biss". Das ist nicht unbedingt von Nachteil, sondern wird für diverse traditionelle Rezepte sogar gewünscht. Aber es ist Geschmackssache, ob man dies mag. Man sollte die Öle unterschiedlicher Anbieter ausprobieren, um eines zu finden, das dem eigenen Geschmack am besten entspricht.

Neu entwickeltes Verfahren

Neben diesem traditionellen Verfahren lässt sich Rotes Palmöl auch ohne Erhitzung herstellen. Die Früchte werden gepresst, anschließend wird die Flüssigkeit zweimal zentrifugiert, um sie von Wasser und Begleitstoffen (wie Pflanzengummi) zu befreien. Soweit ich bisher feststellen konnte, ist der Gehalt der Phytobegleitstoffe in diesem Öl allerdings nicht höher als in traditionell hergestelltem. Letztendlich sollte man also seinen Geschmackssinn entscheiden lassen, welches Öl man vorzieht.

Carotinoide

Carotinoide als Quelle von Vitamin A

Vitamin A ist für die Gesundheit verschiedener Körpersysteme wichtig. In der Kindheit ist es für gesundes Knochen- und Zahnwachstum nötig, lebenslang für die Wundheilung. Es unterstützt das Immunsystem, und ein Mangel führt zu erhöhter Infektionsneigung und Krebs. Es spielt eine wichtige Rolle für die Augen. Ein Mangel führt zu Nachtblindheit, grauem Star und Makuladegeneration, extremer Mangel sogar zu Blindheit.

> Vitamin A kommt ausschließlich in tierischen Nahrungsmitteln vor.

Vitamin A kommt aber nur in fettreichen tierischen Produkten vor, es findet sich vor allem in Leber und Eigelb. Menschen, die als Vegetarier oder aus finanziellen Gründen keine fettreichen tierischen Nahrungsmittel zu sich nehmen, leiden oft unter ausgeprägtem Vitamin-A-Mangel.

> Nicht jeder Mensch kann aus Carotinoiden ausreichend Vitamin A herstellen.

Eine Gruppe von pflanzlichen Stoffen, die Carotinoide – zu denen Alpha- und Beta-Carotin, Lycopin und rund 600 andere gehören – werden als Provitamin A bezeichnet, da der menschliche Körper aus ihnen Vitamin A herstellen kann. Daher wird zur Verhinderung von Vitamin-A-Mangel empfohlen, reichlich farbige Lebensmittel – die Farbe wird vor allem durch Carotinoide erzeugt – zu essen.

Untersuchungen haben jedoch ergeben, dass diese Umwandlung nicht bei jedem Menschen ergiebig genug abläuft und daher pflanzliche Carotinoide nicht bei jedem ausreichend in Vitamin A umgewandelt werden können. In manchen Untersuchungen konnten nicht einmal die Hälfte der Probanden Carotinoide in messbare Mengen Vitamin A umwandeln. Ernährungs- und Nährwertempfehlungen nehmen darauf keine Rücksicht. Sie gehen von einem statistischen Durchschnitt aus und geben Empfehlungen zum Carotinoidkonsum, die für einen hypothetischen statistischen Durchschnittsmenschen richtig wären, aber nicht für Menschen, die zu den sogenannten „schwach Reagierenden" (Low Responder) gehören und nur geringe Mengen Vitamin A aus Carotinoiden herstellen können. Und das ist ein großer Anteil der Bevölkerung.

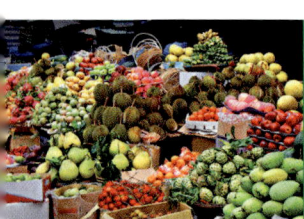

Ein reichhaltiger natürlicher Carotinoid-Cocktail, eingebettet in sein natürliches Transportmedium Fett, wird leichter in Vitamin A umgewandelt als synthetisches Beta-Carotin.

Allerdings liefern diese Untersuchungen unterschiedliche Ergebnisse, abhängig davon, ob natürliche oder synthetische Carotinoide verwendet werden. Natürliche Carotinoide, wie die im Roten Palmöl, die noch dazu automatisch gelöst in dem für die Verstoffwechselung der Carotinoide nötigen Fett aufgenommen werden, können leichter und in höherem Maß in Vitamin A umgewandelt werden. Außerdem führt das größere Spektrum unterschiedlicher Carotinoide zu besseren Ergebnissen als die Verwendung synthetischen Beta-Carotins, wie es in einigen Experimenten verwendet wurde. Darüber hinaus enthält Rotes Palmöl deutlich mehr Carotinoide als Gemüse, zum Beispiel etwa das 20-fache von Karotten, um die 600 mg pro Kilo, und scheint alles in allem besser zu wirken als synthetische Carotinoide oder eine Ernährung mit carotinoidreichen Nahrungsmitteln, besonders bei fettarmer Ernährung. In groß angelegten Studien mit sehr vielen Teilnehmern konnte immer wieder belegt werden, dass es die Krankheitsanfälligkeit deutlich senken kann – vielleicht nicht bei jedem, aber bei sehr vielen.[1, 2]

Rotes Palmöl wird verstärkt präventiv zur Verhinderung von Blindheit bei indischen Schulkindern eingesetzt.

Bei Versuchen in Indien zur Verhinderung extremen Vitamin-A-Mangels bei Schulkindern führte die Gabe von nur 5 ml Rotem Palmöl täglich (über 21 Tage) dazu, dass der Vitamin-A-Spiegel der Kinder danach sechs Monate lang hoch genug war, um Blindheit zu verhindern, sodass es ausreichte, diese Behandlung zur Verhinderung von Vitamin-A-Mangel alle sechs Monate zu wiederholen. Seit diesen Versuchen wird Rotes Palmöl in einigen Ländern verstärkt in Schulprogrammen zur Verhinderung von Blindheit eingesetzt, da Vitamin-A-Mangel bei armen Bevölkerungen, die sich fettreiche tierische Nahrungsmittel nicht leisten können, sehr häufig zu Blindheit führt.[3, 4]

Das bedeutet jedoch nicht, dass der Konsum von Rotem Palmöl eine 100-prozentige Garantie für die ausreichende Versorgung mit Vitamin A ist. Wer vermutet, zu den Non-Respondern zu gehören und sicher gehen will, wer kein strikter Vegetarier ist und es sich leisten kann, kann Vitamin A als „Fertigprodukt" aus fettreichen tierischen Nahrungsmitteln wie Leber oder Eiern beziehen.

Carotinoide als Radikalfänger

Carotinoide unterstützen allerdings nicht erst nach ihrer Umwandlung in Vitamin A die Gesundheit. Sie sind vor allem starke Antioxidanzien, können die ständig anfallenden freien Radikale abfangen und neutralisieren – ein Grund, warum Rotes Palmöl verhältnismäßig stabil ist. Ob und wie gut Carotinoide allerdings gegen Krebs schützen, ist umstritten. Studien mit hoch dosiertem synthetischen Beta-Carotin lieferten teilweise negative Ergebnisse, während natürliche Isolate von Alpha-Carotin und auch von Lykopin vielversprechende Resultate zeigten. Die besten Ergebnisse wurden mit natürlichen Mischungen wie denen in Rotem Palmöl erzielt.[5, 6]

Natürliche Carotinoide sind außergewöhnlich starke Radikalfänger.

Ungewöhnlich reich an außergewöhnlichem Vitamin E

Wenn Rotes Palmöl nichts anderes als Vitamin E enthalten würde, wäre es schon alleine deshalb eines der gesündesten Öle. Denn das Vitamin E in Rotem Palmöl ist ungewöhnlich: Bei Vitamin E denkt man normalerweise an Alpha-Tocopherol, das in vielen Pflanzen vorkommt und daher am besten untersucht ist. Es ist aber bei Weitem nicht das Einzige und vor allem längst nicht das Stärkste der E-Vitamine. Insgesamt wurden bisher 16 Varianten entdeckt, von denen acht in Rotem Palmöl in wirksamen Mengen vorkommen und für seine hervorragende Wirkung mitverantwortlich sind, vier Tocopherole und vier Tocotrienole. Die meisten anderen Pflanzenöle enthalten bestenfalls einige Tocopherole.

Die folgende Tabelle zeigt den Gehalt in 100 ml Rotem Palmöl, der sich bei unterschiedlichen Untersuchungen ergab, je nach Gehalt der rohen Frucht und Art der Verarbeitung.

Alpha-Tocopherol	13–20 mg
Beta-Tocopherol	0,5–1 mg
Gamma-Tocopherol	2–3 mg
Delta-Tocopherol	0,3–0,8 mg
Summe Tocopherole	*15,8–24,8 mg*
Alpha-Tocotrienol	18–30 mg
Beta-Tocotrienol	1–2 mg
Gamma-Tocotrienol	29–60 mg
Delta-Tocotrienol	0,5–9 mg
Summe Tocotrienole	*48,5–101 mg*
Summe Vitamin E	**64,3–125,8 mg**

Solange das Öl nicht deutlich über 100 °C und nicht sehr lange erhitzt wird, bleibt der Gehalt an Vitamin E in diesem Bereich. Wird das Öl jedoch bei der Herstellung kurzzeitig über 200 °C – wie beim RBD-Öl üblich – erhitzt, sinkt der Gehalt um 30 Prozent und mehr. Wird es noch länger erhitzt, wie beim Braten und vor allem beim Frittieren, sinkt der Gehalt noch wesentlich stärker, sodass nach einigen Stunden nur noch sehr wenig vorhanden ist – wodurch auch die Schutzwirkung gegen den Einfluss freier Radikale stark sinkt. Daher ist es sinnvoll, Rotes Palmöl keinen hohen Temperaturen auszusetzen.[7, 8]

Lange und starke Erhitzung zerstört Vitamin E.

Die Wirkung von Vitamin E

Vitamin E gilt als das wichtigste Antioxidans überhaupt. Da es fettlöslich ist, hat es besondere Schutzaufgaben in fettreichen Bereichen wie den Zellwänden und in den Nervenzellen und damit letztlich für den gesamten Körper.[9]
   Dabei ist die Wirkung der Tocotrienole deutlich stärker, ungefähr 50-mal so stark wie die der Tocopherole. Man erreicht also schon mit geringen Mengen an Tocotrienolen eine sehr starke Wirkung.[10, 11] Wurde bisher schon oft Alpha-Tocopherol Ölen und fettreichen Nahrungsmitteln zum Schutz vor der Bildung freier Radikale zugesetzt, verwendet man inzwischen dazu eher Tocotrienole, da sie wesentlich stärker wirken.
   Die verschiedenen Tocopherole und -trienole haben unterschiedliche Wirkungen, wirken aber am stärksten im synergistischen Zusammenspiel ihrer natürlichen Mischung wie im Roten Palmöl. Sie stärken das Immunsystem, verbessern die Wundheilung, verlangsamen die Hautalterung, verbessern die Knochendichte, verhindern grauen Star, verringern die Thromboseneigung und wirken entzündungshemmend, um nur einige der wichtigsten Wirkungen aufzuzählen. Tocotrienole sind darüber hinaus in der Lage, arteriosklerotische Ablagerungen in den Arterien nicht nur zu verhindern, sondern oft sogar abzubauen.[12, 13, 14]

Tocotrienole haben eine 50-mal stärkere antioxidative Wirkung als Tocopherole.

Besonders die Tocotrienole (aber auch Carotinoide) zeigen eine deutliche Wirkung gegen fast alle Krebsarten (außer den leukämischen).[15, 16, 17, 18, 19, 20, 21, 22] Im Gegensatz zu Tocopherolen sammeln sich Tocotrienole nicht im Blut, sondern vor allem im Gewebe an und können dort Krebs direkt verhindern, aber auch – bei hoher Dosierung – gegen bereits bestehenden Krebs vorgehen. Von allen natürlichen Substanzen, die eine Wirkung gegen Krebs zeigen, zählen Tocotrienole zu den stärksten.

Verbreiteter Mangel

Vielen Menschen ist gar nicht bewusst, dass sie an einem Vitamin-E-Mangel leiden.

Eine Ernährung, die vor allem aus stark verarbeiteten Nahrungsmitteln besteht, ist arm an Vitamin E, was zu dem weit verbreiteten versteckten Mangel an Vitamin E beiträgt, der zwar normalerweise nicht zu leicht sichtbaren Mangelsymptomen führt, aber Grundlage für die Entstehung vieler Krankheiten ist. Eine fettarme Ernährung trägt zu einem Mangel dieses fettlöslichen Vitamins bei. Gleichzeitig ist der Bedarf an Vitamin E heutzutage oft gesteigert, wenn zum Beispiel durch hohen Konsum ungesättigter Fette und durch andere Faktoren, wie Rauchen, der Bedarf an Antioxidanzien stark erhöht ist.

Nach offiziellen staatlichen Empfehlungen sollte man täglich etwa 15 mg Alpha-Tocopherol oder entsprechende Mengen anderer Formen von Vitamin E zu sich nehmen. Therapeuten empfehlen allerdings oft deutlich höhere Dosierungen von 400 mg und mehr. Werden neben Alpha-Tocopherol andere Vitamin-E-Formen verwendet, kann man diese Vorgaben nicht 1:1 umrechnen, da die Varianten unterschiedlich stark sind. Doch während andere Tocopherole deutlich schwächer als die Alpha-Variante sind, wirken Tocotrienole deutlich stärker und man kann deshalb davon ausgehen, dass schon kleinere Mengen einer Vitamin-E-Mischung wie beim Roten Palmöl deutliche Wirkungen zeigen.

Ungefähr 30 ml Rotes Palmöl täglich decken den durchschnittlichen Bedarf an Vitamin E – mehr wäre aber auch nicht verkehrt.

10 g Öl enthalten ungefähr 10 mg gemischtes Vitamin E, das aber zu drei Vierteln aus Tocotrienolen besteht und daher deutlich stärker wirkt als reines Alpha-Tocopherol und damit den offiziell empfohlenen Tagesverzehr bereits abdeckt. Eine Menge von ungefähr 15–30 ml

Rotes Palmöl – also 1–2 Esslöffel – kann daher die offiziell empfohlene Menge problemlos liefern, nähert sich in seiner Wirkung eher den von erfahrenen Therapeuten empfohlenen höheren Dosierungen an. Selbst noch höhere Dosierungen – in sinnvollen Grenzen – sind jedoch ebenfalls kein Problem, da die Tocotrienole auch in hohen Dosierungen keine Nebenwirkungen zeigen. Sie können diese Mengen in beliebiger Form zu sich nehmen, entweder pur, als Salatöl oder auch durch Verwendung des Öls zum Backen, auch gemischt mit Kokosöl. Es kann auch zum Braten und Frittieren verwendet werden, aber bei zu starker und langer Erhitzung nimmt der Gehalt an Vitamin E ab.[23]

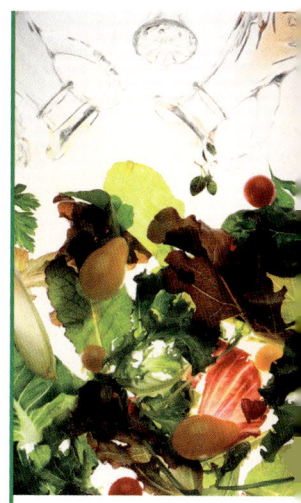

Es eignet sich außerdem hervorragend als Hautöl, je nach Vorliebe gemischt mit Kokosöl. Allerdings färbt es sowohl die Haut (etwas) und Stoff (sehr stark), sodass man es gut einziehen lassen sollte, bevor man sich wieder anzieht.

Kapitel 10 – Kokos- und Palmöl in der Küche

Tropische Öle statt anderer pflanzlicher Öle oder Butter

Wer die empfohlenen mindestens 50 g Kokosöl pro Tag zu sich nehmen möchte, sollte sich angewöhnen, möglichst oft statt anderer Fette und Öle Kokosöl zu verwenden. Dabei sollten Sie allerdings das Rote Palmöl nicht vergessen und es besonders bei nicht zu heißer Verwendung – wie als Salatöl – getrennt oder zusammen mit Kokos-öl zu sich nehmen.

Nicht jeder kann bei jeder Mahlzeit selbst darüber bestimmen, wie sie zubereitet wird. Viele essen wenigstens eine Mahlzeit täglich in der Kantine oder im Restaurant, kaufen sich Fertiggerichte oder zwischendurch einen Imbiss, essen mal ein Stück Kuchen oder ein paar Plätzchen. Sie können ziemlich sicher sein, dass bei all diesen Zubereitungen weder Kokosöl noch Rotes Palmöl verwendet wird – es wird noch eine Weile dauern, bis sich herumspricht, wie gesund diese Öle sind.

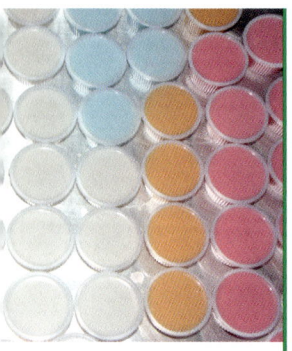

Bunter Kokospudding in Thailand

Also sollten Sie sich angewöhnen, sie immer dann zu verwenden, wenn es problemlos möglich ist. Und vergessen Sie nicht die Kokosmilch als gute Kokosölquelle. Bei vielen Rezepten, die nach Milch verlangen, kann sie stattdessen verwendet werden.

Kokosöl als Brotaufstrich

Ich mag Butter und als ich das erste Mal von der Idee hörte, statt Butter Kokosöl auf mein Brot zu streichen, konnte ich mir kaum vorstellen, dass es gut schmecken könnte. Aber als ich es dann ausprobierte, habe ich keinen Unterschied gemerkt, zumindest nicht, wenn der Brotbelag sowieso einen starken Geschmack hatte. Bis auf wenige Ausnahmen – zum Beispiel ein frisches Brötchen mit Butter und Honig – schmeckt es mit Kokosöl genauso gut wie mit Butter.

Sie können allerdings auch Butter und Kokosöl zu gleichen Teilen leicht erwärmen bis sie schmelzen und dann diese Mischung in ein Glas füllen und als Brotaufstrich verwenden. So haben Sie sowohl den Geschmack der Butter als auch die gute Wirkung des Kokosöls. Wenn Sie ein mild schmeckendes Rotes Palmöl verwenden, können Sie auch dies in beliebigem Anteil dazumischen – wenn Ihnen die Farbe dann als Brotaufstrich zusagt. Palmöl schmilzt bei ähnlicher Temperatur wie Butter und Kokosöl, beeinflusst also die Streichfähigkeit nicht entscheidend.

Füllen Sie Ihr Kokosöl um

Falls Sie Kokosfett in Tafeln kaufen, ist das für die tägliche Verwendung ziemlich unpraktisch, wenn Sie nur kleine Mengen brauchen. Füllen Sie es deshalb in ein sauberes Schraubglas um – am besten mit weiter Öffnung. Schmelzen Sie es dazu vorher in einem Topf. Sie brauchen es nur ein wenig zu erwärmen, da es bereits bei 24–25 °C schmilzt, und können es dann leicht in ein Glas abfüllen.

Wenn Sie Kokosöl als Brotaufstrich verwenden, bewahren Sie es am besten außerhalb des Kühlschranks auf. Bis auf die wenigen Tage im Jahr, wenn das Thermometer über 25 °C klettert, ist Kokosöl immer fest, jedoch nicht so hart wie nach der Aufbewahrung im Kühlschrank.

Kokosöl und Kokosmilch zum Braten, Frittieren und Kochen

Wenn Sie etwas in der Pfanne oder im Wok braten möchten, sollten Sie dafür immer Kokosöl verwenden. Achten Sie darauf, dass das Fett nicht zu heiß wird und zu rauchen anfängt, denn dann wird es selbst für das Kokosöl zu heiß.

Falls Sie wegen des Geschmacks zusätzlich Butter verwenden möchten, so fügen Sie diese erst zu, kurz bevor die Speise fertig ist, damit sie nicht zu lange der Hitze ausgesetzt ist. Auch Rotes Palmöl sollte erst kurz vor dem Verzehr zugegeben werden, dann bleiben seine Nährstoffe besser erhalten.

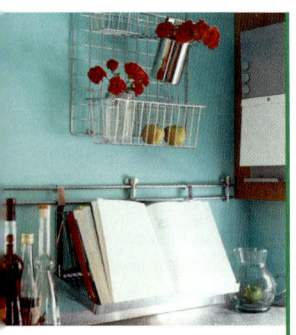

Wollen Sie Kokosöl zum Frittieren verwenden, sollte die Temperatur auf etwa 160 °C eingestellt werden. Das ist zwar niedriger als bei den meisten Frittierölen und eventuell dauert die Zubereitung ein klein wenig länger, doch die Temperatur reicht zum Frittieren aus und schont das Öl.

Statt Kokosöl kann oft auch Kokosmilch verwendet werden, um zum Beispiel Gemüse, aber auch klein geschnittenes Fleisch, zu garen.

Kokosöl und Rotes Palmöl zum Backen

In Rezepten für Plätzchen und Kuchen werden meist Margarine oder Butter empfohlen. Beide können durch Kokosöl und Rotes Palmöl ersetzt werden. Die beim Backen im Backgut herrschenden Temperaturen schaden den Nährstoffen des Palmöls kaum, die Farbe des Backguts wird etwas intensiver. Plätzchen und Kuchen werden durch diese beiden Öle nicht nur gesünder, sondern auch knuspriger.

Zum Einstreichen von Backformen ist Kokosöl allerdings nicht ideal, hier eignen sich Butter oder Butterfett besser, da Kokosöl nicht so gut an der Form haftet und keine so dichte Trennschicht bildet.

Kokosmilch zum Kochen

Wenn ein Rezept nach Milch oder Sahne verlangt, können Sie stattdessen sehr oft Kokosmilch verwenden. Probieren Sie es einfach einmal aus und Sie werden feststellen, dass es dadurch keineswegs
schlechter schmeckt – vielleicht manchmal ein klein wenig anders.

Kokosmilch statt Kuhmilch

Für die vielen Allergiker ist Kokosmilch ein Segen. Es gibt zwar auch
andere Ersatzmöglichkeiten, doch zum einen werden auch darauf
nach einiger Zeit oft Allergien entwickelt (oft auf Ziegen- und Schafs-
milch, besonders oft auf Sojamilch), zum anderen haben manche
andere Nachteile (wie Sojamilch mit manchmal hohem Gehalt an
*Phytoöstrogenen und Stoffen, die die Schilddrüsenfunktion unter-
drücken). Zumindest bietet Kokosmilch eine weitere Möglichkeit,
Kuhmilch zu ersetzen.

In der Konzentration, wie sie normalerweise angeboten wird, ist
sie aber zu dick, um einfach so getrunken zu werden. Dazu sollte sie
mindestens im Verhältnis 2:1 mit Wasser verdünnt werden, 400 ml
Kokosmilch sollten also mit 200 ml Wasser gemischt werden. Wem
das noch zu dickflüssig ist, kann natürlich mehr Wasser verwenden.
Ein bis zwei Teelöffel Honig, etwas Vanille und eine Prise Salz machen
die Mischung noch schmackhafter.

Vor allem kann Kokosmilch jedoch in allen Getränken und
Gerichten verwendet werden, die ansonsten nach Kuhmilch verlan-
gen. Im Folgenden finden Sie einfache Rezepte für einen cremigen
Kakao und Milch-Mix-Getränke. Auch bei der Zubereitung von
Kuchen, bei der Herstellung von Pudding und anderen Süßspeisen
kann Kokosmilch – entsprechend verdünnt – verwendet werden.

Natürlich eignet sich Kokosmilch auch vorzüglich zur Zubereitung von Müsli. Wer selbst Joghurt oder Kefir herstellt, kann statt
Milch dazu Kokosmilch verwenden.

Kokosmilch statt Sahne

Kokosmilch lässt sich leider nicht wie Sahne schlagen. Aber unverdünnt hat sie eine ähnliche Konsistenz wie flüssige Sahne und kann daher in vielen Rezepten, die nach Sahne verlangen, entsprechend verwendet werden. Auch über Obstsalat, Müsli und Ähnlichem schmeckt sie sehr gut.

Einige Rezepte

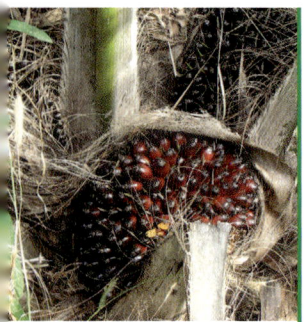

Eigentlich braucht man nur statt eines anderen Öls oder Fetts je nach Einsatzzweck Kokosöl oder Rotes Palmöl zu verwenden, mehr ist praktisch nicht zu beachten. Zum Braten und Frittieren lieber nur Kokosöl, sonst kann immer auch ergänzend oder stattdessen Rotes Palmöl verwendet werden.

Die folgenden Rezepte sollen nur einige Anregungen geben, wie man diese Öle in der Küche einsetzen kann. Wenn Sie Rezepte suchen, die speziell auf Kokos abgestimmt sind, finden Sie im Internet und in unzähligen Kochbüchern über asiatische, karibische und südamerikanische Gerichte viele Anregungen. Manchmal finden Sie dort auch auf Rotes Palmöl ausgerichtete Rezepte, vor allem in Kochbüchern zur afrikanischen Küche.

Getränke

Kokos-Kakao

Geben Sie 1–2 Teelöffel Kakaopulver in eine Tasse. Fügen Sie langsam unter ständigem Umrühren – damit keine Klumpen entstehen – eine halbe Tasse Kokosmilch zu und füllen Sie dann unter weiterem Rühren mit der gleichen Menge Wasser auf. Gießen Sie die Mischung in einen Topf, kochen Sie das Ganze kurz auf und füllen Sie es in eine Tasse um. Wenn Sie möchten, können Sie mit Honig, Zucker, Stevia oder Ähnlichem süßen, doch dies ist durch den leicht süßen Geschmack der Kokosmilch unnötig.

Je nachdem, wie dickflüssig Sie den Kokos-Kakao mögen, können Sie einen kleineren oder größeren Anteil an Kokosmilch verwenden.

Piña Colada – alkoholfrei

Geben Sie ein Glas Kokosmilch – unverdünnt – zusammen mit einer Scheibe Ananas in den Mixer, bis die Ananasscheibe zerkleinert ist. Wenn Sie das Getränk verdünnen möchten, fügen Sie etwas Ananassaft hinzu.

Andere Obstsorten wie Banane, Erdbeere, Heidelbeere und Mango eignen sich ebenfalls zur Herstellung von Kokosmilchmixgetränken.

Hauptgerichte

Basmatireis in Kokosmilch – für 2 Personen

Bringen Sie zwei Tassen Kokosmilch zum Kochen. Geben Sie eine Tasse Reis und etwas Salz hinzu und lassen Sie die Mischung kurz aufkochen. Nehmen Sie den Topf vom Feuer und lassen Sie ihn etwa 20 Minuten warm stehen, bis die gesamte Flüssigkeit vom Reis aufgenommen worden ist.

Gemüse in Kokosmilch

Die meisten Gemüse lassen sich hervorragend garen, wenn statt anderer Öle oder statt Wasser Kokosmilch verwendet wird.

Kokos-Bananen-Pfannkuchen – für 4 Personen

    40 g Weizenmehl
    20 g Reismehl
    20 g Zucker
    30 g Kokosraspel
    250 ml Kokosmilch
    1 Ei
    Kokosöl zum Braten
    4 Bananen

Weizen- und Reismehl in eine Schüssel sieben, mit Zucker und Kokosraspel mischen. Kokosmilch mit Ei vermischen, in eine Mulde im Mehl gießen und alles verrühren. Etwas Kokosöl in einer Pfanne erhitzen, darin aus dem Teig 4 bis 6 Pfannkuchen braten. Die Pfannkuchen im vorgeheizten Backofen warm halten.

Bananen der Länge nach teilen, in Kokosöl bei mittlerer Hitze braten, bis sie glasig werden. Pfannkuchen mit den gebratenen Bananen belegen und bei Bedarf mit etwas Kokosflocken bestreuen. Ein kleiner Schuss Cointreau und ein wenig Schlagsahne machen sich auch nicht schlecht dazu …

Rindfleisch in Kokosmilch – für 4 bis 6 Personen

2 kg Rindfleisch (aus der Schulter)
3 EL Kokosöl
3 TL Currypulver
1 Knoblauchzehe, klein gehackt
1 EL Ingwer, frisch gerieben
3 EL Zitronengras, die weißen Teile, klein geschnitten
2 mittelgroße Zwiebeln, klein geschnitten
3 EL Essig
500 ml Rinderbrühe
400 ml Kokosmilch

Das Kokosöl erhitzen und das Fleisch von allen Seiten anbraten, herausnehmen.

Currypulver, Knoblauch, Ingwer, Zitronengras und Zwiebeln in diesem Topf 5 Minuten bei mittlerer Hitze garen.

Das Fleisch wieder in den Topf geben. Essig, Rinderbrühe und Kokosmilch zugeben, kurz zum Kochen bringen und dann bedeckt etwa 2 Stunden bei mittlerer Hitze sieden lassen, bis das Fleisch zart ist.

Das Fleisch aus dem Topf nehmen und warm stellen. Die Brühe zu einer dicken Soße einkochen. Das Fleisch in Scheiben schneiden, eventuell in der Soße nochmals kurz erhitzen und dann anrichten.

Omelett mit Huhn und Kokossoße – für 4 Personen

Für die Soße:
- 400 ml Kokosmilch
- ½ TL Kurkuma, gemahlen
- 1 TL Ingwer, frisch gerieben
- 1 Zimtstange
- 1 EL Zitronensaft

Für das Omelett:
- 8 Eier, schaumig geschlagen
- 2 Frühlingszwiebeln, klein gehackt
- Kokosöl

Für die Fleischfüllung:
- 200 g gebratene Hühnerbrust, in kleine Stücke geschnitten
- 1 Tomate, gehäutet, entkernt und klein geschnitten
- 1 EL frischer Dill, klein gehackt

Bereiten Sie zuerst die Soße zu: Alle Zutaten mischen und 15 Minuten köcheln lassen, bis sie eingedickt ist.

Dann bereiten Sie die Omeletts zu: Das Kokosöl erhitzen. Omelettzutaten mischen, je ein Viertel davon in eine Pfanne geben und zu einem Omelett stocken lassen. Ein Viertel der Fleischfüllung in die Mitte geben, das Omelett zur Mitte hin einschlagen, auf Tellern anrichten und mit der Kokossoße übergießen.

Gemüse in Kokosgelatine

- 400 ml Kokosmilch
- 3 EL Gelatinepulver
- 200–300 g Gemüse Ihrer Wahl, in kleine Stücke geschnitten, gedünstet und abgekühlt

Die Kokosmilch leicht erhitzen, Gelatine zugeben und so lange rühren, bis sie sich auflöst. Das Gemüse in eine Schüssel geben, mit der Kokos-Gelatine übergießen und im Kühlschrank fest werden lassen.

Süßspeisen und Gebäck

Ingwer-Hafer-Muffins

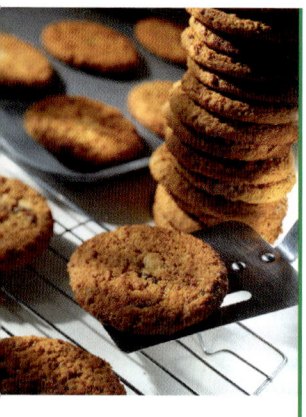

200 g Weizenmehl
50 g Kokosmehl
½ TL Salz
2 TL Backpulver
50 g brauner Zucker
100 g Haferflocken
4 TL frisch geriebener Ingwer oder 2 TL Ingwerpulver
2 Eier
20 g Kokosöl (bzw. 30 g, wenn Sie kein Rotes Palmöl verwenden)
10 g Rotes Palmöl
400 ml Kokosmilch

Mehle, Salz, Backpulver, Zucker, Haferflocken und Ingwer mischen. Das Öl mit Kokosmilch und Eiern mischen, unter die restliche Mischung geben.

Den Teig in gefettete Formen geben, die Menge reicht für etwa 12 Muffins. Auf mittlerer Schiene bei 175 °C für 45–55 Minuten backen.

Kakao-Kokoskuchen mit Cashewnüssen

175 g Weizenmehl
25 g Kokosmehl
100 g Kakaopulver
1,5 TL Backpulver
1 gestrichener TL Salz
150 g Cashewnüsse
140 g Kokosöl (oder 200 g, wenn Sie kein Rotes Palmöl verwenden)
60 g Rotes Palmöl
150 g brauner Zucker (oder Palmzucker, falls greifbar)
4 Eier
½ TL Vanilleextrakt (oder der Inhalt einer Vanilleschote)
100 ml Kokosmilch

Mehle, Kakao, Backpulver, Salz und Cashewnüsse mischen.

Öl, Zucker, Eier und Vanille mischen, in die Mehlmischung einrühren. Kokosmilch langsam zufügen, bis ein glatter Teig entsteht; eventuell etwas mehr oder weniger als 100 ml.

Mischung auf einem Backblech verteilen und etwa 30 Minuten auf mittlerer Schiene bei 175 °C backen.

Schoko-Kokos-Plätzchen

140 g Kokosöl (oder 200 g, wenn Sie kein Rotes Palmöl verwenden)
60 g Rotes Palmöl
100 g Kokoszucker, Vollrohrzucker oder notfalls weißer Zucker
2 Eier
200 g Weizenmehl
50 g Kokosmehl
1 TL Vanilleextrakt
25 g Bitterschokolade, gehackt
100 g Cashewnüsse, gehackt
4 TL Kakaopulver
150 g Kokosraspel

Öl, Zucker und Eier mit dem Mixer verrühren, Mehle langsam unterrühren, anschließend die restlichen Zutaten hinzugeben. Esslöffelweise in Plätzchengröße auf einem Backblech verteilen, bei 180 °C auf mittlerer Schiene 8–10 Minuten backen.

Schoko-Brotaufstrich

Nuss-Nugat-Aufstriche sind nicht nur bei Kindern beliebt. Neben viel Zucker enthalten sie jedoch viel pflanzliches Öl, zum Teil gehärtet und manchmal reich an Transfetten. Wir stellen deshalb unseren eigenen Schoko-Aufstrich her und verwenden dabei etwas Kokosöl. Der Geschmack hängt vor allem davon ab, welche Schokolade verwendet wird. Sowohl Milchschokoladen als auch bittere Sorten sind geeignet, wobei Letztere zwar gesünder sind – vor allem, wenn sie wenig Zucker und viel Kakao enthalten –, von Kindern aber meist nicht so gerne gegessen werden. Die Herstellung ist ganz einfach:

Im Wasserbad (man stellt einen Topf oder eine Metallschüssel in kochendes Wasser) zerlässt man 100 g Schokolade und rührt 80 g

Butter und 60 g Kokosöl ein, gibt die Mischung in ein Glas und bewahrt sie im Kühlschrank auf. Man kann die Anteile von Butter und Kokosöl auch verändern und so die Streichfähigkeit beeinflussen, die allerdings vor allem von der Aufbewahrungstemperatur abhängt.

Backwaren aus Kokosmehl

Ohne die Zutatenliste ansonsten zu verändern, können Sie in allen Rezepten für Backwaren 20 (maximal 25) Prozent des Mehls durch Kokosmehl ersetzen. Dadurch werden Geschmack und Konsistenz kaum beeinflusst.

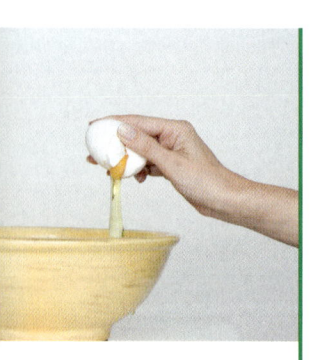

Wollen Sie jedoch Backwaren ganz ohne glutenhaltiges Mehl unter Verwendung von Kokosmehl herstellen, muss das Gluten durch Eiweiß aus Eiern ersetzt werden. Dazu benötigen Sie allerdings auf 110 g Kokosmehl 6 Eier. Das Produkt liegt in der Konsistenz irgendwo zwischen einem Sandkuchen und Brot.

Um zum Beispiel ein Brot ohne glutenhaltiges Mehl herzustellen, verwenden Sie:

220 g Kokosmehl
140 g Kokosöl (oder 200 g, wenn Sie kein Rotes Palmöl verwenden)
60 g Rotes Palmöl
12 Eier
1 TL Salz
2 TL Backpulver

Öl und Eier schaumig rühren. Mehl, Salz und Backpulver unterrühren, in eine gefettete Brotform füllen und bei 180 °C etwa 45 Minuten backen.

Kokosöl und Palmöl können zum Teil oder auch ganz durch Butter ersetzt werden.

Kuchen, Plätzchen und Ähnliches können ebenfalls nach diesem Prinzip ohne glutenhaltiges Mehl hergestellt werden, sofern ausreichend Eier verwendet werden.

Anhang

Glossar

Aflatoxine: sehr gefährliche Pilzgifte

Agglutination: Verklumpung von Zellen

antimikrobiell: gegen Keime wirkend

ATP: kurz für Adenosintriphosphat, energiereiches Molekül zum Energietransport

Dehydrierung: Wasserverlust und -mangel

desodorieren: Geruchsstoffe entfernen oder zerstören

DHA: kurz für Docosahexaensäure, wichtige ungesättigte Fettsäure

emulgieren: in feine Fetttröpfchen zerteilen

EPA: kurz für Eicosapentaensäure, wichtige ungesättigte Fettsäure

essenzielle Aminosäuren: Eiweißbausteine, die der Körper nicht selbst herstellen kann, aber zum Aufbau körpereigener Substanz benötigt

freie Fettsäure: separate Fettsäure, nicht an Glyzerin gebunden

Glukoneogenese: Herstellung von Glukose aus Nicht-Kohlenhydraten wie Eiweißen

Glukose: Traubenzucker, Dextrose

hoch glykämische Nahrungsmittel: Nahrungsmittel, die den Blutzuckerspiegel schnell und stark ansteigen lassen

isotonische Lösung: Lösung mit gleichem osmotischen Druck wie Blut

ketogene Ernährung, ketogene Diät: Ernährungsform, die zur körpereigenen Bildung größerer Ketonmengen anregt

Lipoprotein: spezielle Eiweißmoleküle zum Transport von Fett im Blut

Malabsorption: Schwäche in der Aufnahme von Nährstoffen aus dem Darm

Maldigestion: Verdauungsschwäche

MCT-Fett: Fett, das nur aus mittelkettigen Fettsäuren besteht, meist aus Capron-, Caprin- und Caprylsäure; es kann aber auch Laurinsäure enthalten, je nach Anbieter und Einsatzzweck

Mitochondrien: Energieproduktionsstätte in Zellen

Monoglyzerid: einzelne Fettsäure, gebunden an einen Glyzeridrest

niedrig glykämische Nahrungsmittel: Nahrungsmittel, die den Blutzuckerspiegel langsam und nicht sehr hoch ansteigen lassen

pathogen: krank machend

Pfortader: Vene vom Verdauungssystem zur Leber

Phytoöstrogene: pflanzliche Stoffe, die ähnlich wie Östrogen wirken

Symbionten: positiv wirkende, für den Körper nützliche Bakterien

Toxin: Gift

Literaturverzeichnis

Kapitel 1

1. Wolcott, W.: *Essen, was mein Körper braucht,* Kirchzarten: VAK-Verlag, 2002
2. Prior, I.A., et al: „Cholesterol, coconuts and diets in Polynesian atolls – a natural experiment; The Pukapuka and Toklau island studies", in *Am J Clin Nutr,* o.O., 1981; 4:1552-1561
3. Stanhope, J.M., et al: „The Tokelau Island migration study: serum lipid concentration in two environments", in: *J Chron Dis,* o.O.: 1981; 4:45
4. *British Medical Journal* 2001, Bd. 322:757).
5. Siri-Tarino, P.W., et al: „Meta-analysis of prospective cohort studies evaluating the association of saturated fat with cardiovascular disease" in: *American Journal of Clinical Nutrition,* o.O.: 2010; 1:535-546

Kapitel 2

1. Ravnskov, Uffe, MD, Ph.D, *Mythos Cholesterin: Die größten Irrtümer,* Stuttgart, Hirzel, S; 2008
2. Mente, A, et al: „A systematic review of the evidence supporting a causal link between dietary factors and coronary heart disease", in: *Arch Intern Med,* o.O.: 2009; 69:659-669
3. Skeaff, CM, Miller, J: „Dietary fat and coronary heart disease: summary of evidence from prospective cohort and randomised controlled trials", in: *Ann Nutr Metab,* o.O.: 2009; 5:173-201
4. Siri-Tarino, P.W., et al: „Meta-analysis of prospective cohort studies evaluating the association of saturated fat with cardiovascular disease", in: *Am J Clin Nutr,* o.O.: 2010; 1:535-546
5. Tang, et al: „Fatty acid composition of edible oils in the Malaysian market, with special reference to trans-fatty acids", in: *Journal of Oil Palm Research,* o.O.: 2002; 4(1):1-8
6. Mente, A., et al: „A systematic review of the evidence supporting a causal link between dietary factors and coronary heart disease", in: *Arch Intern Med,* o.O.: 2009; 69:659-669
7. Skeaff, CM, Miller, J: „Dietary fat and coronary heart disease: summary of evidence from prospective cohort and randomised controlled trials", in: *Ann Nutr Metab,* o.O.: 2009; 5:173-201
8. Siri-Tarino, P.W., et al: „Meta-analysis of prospective cohort studies evaluating the association of saturated fat with cardiovascular disease", in: *Am J Clin Nutr,* o.O.: 2010; 1:535-546
9. Reaven, G.M.: „Role of insulin resistance in human-disease", in: *Diabetes,* o.O.: 1988; 37(12):1595-1607

10. Boden, G., et al: „Effects of a 48-h fat infusion on insulin-secretion and glucose-utilization", in: *Diabetes,* o.O.: 1995; 44(10):1239-1242

11. Roden, M., et al: „Mechanism of free fatty acid-induced insulin resistance in humans", in: *Journal of Clinical Investigation,* o.O.: 1996; 97(12):2859-2865)

12. Boden, G., und Chen, X.H.: „Effects of fat on glucose-uptake and utilization in patients with non-insulindependent diabetes", in: *Journal of Clinical Investigation,* o.O.: 1995; 96(3):1261-1268

13. Boden, G.: „Effects of free fatty acids (FFA) on glucose metabolism: Significance for insulin resistance and type 2 diabetes", in: *Experimental and Clinical Endocrinology & Diabetes,* o.O.: 2003; 111(3):121-124

14. Boden, G., et al: „Effects of fat on insulin-stimulated carbohydrate-metabolism in normal men", in: *Journal of Clinical Investigation,* o.O.: 1991; 88(3):960-966

15. Turner, N., et al: „Enhancement of muscle mitochondrial oxidative capacity and alterations in insulin action are lipid species dependent: potent tissue-specific effects of medium chain fatty acids", in: *Diabetes,* o.O.: 2009; 8:2547-2554.

16. Seppanen, C.M. und Csallany, A.S.: „The effect of intermittent and continuous heating of soybean oil at frying temperature on the formation of 4-hydroxy-2-trans-nonenal and other alpha-, beta-unsaturated hydroxyaldehydes", in: *J Am Oil Chem,* o.O.: 2006; 3:121-127

17. Zarkovic, N.: „4-Hydroxynonenal as a bioactive marker of pathophysiological processes", in: *Mol. Aspects Med.,* o.O.: 2003; 24:281-291

18. Guillén, M. D., et al: „Study of both sunflower oil and its headspace throughout the oxidation process. Occurrence in the headspace of toxic oxygenated aldehydes", in: *J. Agr. Food Chem,* o.O.: 2005; 53:1093-1101

19. Surh, J., et al: „4-Hydroxy-2-alkenals in polyunsaturated fatty acids-fortified infant formulas and other commercial food products", in: *Food Addit Contam,* o.O.: 2007; ul 24:1-10

20. Wiersinga, W.M., et al: „Inhibition of nuclear T3 binding by fatty acids", in: *Metabolism,* o.O.: 1988; 7(10):996-1002

21. Reed, E.B., et al: „The influence of diet on the lipogenic response to thyroxine in rat liver", in: *Life Sci,* o.O.: 1975; 7(12):1785-97

22. Clarke, S.D., et al: „Inhibition of triiodothyronine's induction of rat liver lipogenic enzymes by dietary fat", in: *J Nutr,* o.O.: 1990; 20(6):625-30

23. Pillay, D.: „Triiodothyronine-dietary interrelationships in the modulation of brown adipose tissue and liver lipogenesis in the rat", in: *Int J Biochem,* o.O.: 1983; 5(7):953-8

24. St-Onge, M.P., et al: „Physiological effects of medium-chain triglycerides: potential agents in the prevention of obesity", in: *J Nutr,* o.O.: 2002; 32(3):329-32

25. Gerster, H.: „Can adults adequately convert alpha-linolenic acid (18:3n-3) to eicosapentaenoic acid (20:5n-3) and docosahexaenoic acid (22:6n-3)?" in: *Int J Vitam Nutr Res,* o.O.: 1998; 8(3):159-73

Kapitel 3

1. Schweitzer, A. und Schmidt-Wilcke, H.A.: „Verdauung und Resorption lang- und mittelkettiger Triglyzeride", in: *Ernährungs-Umschau*, o.O.: 1993, 40(10):405-410
2. Kiyasu, G.Y., et al: „The portal transport of absorbed fatty acids", in: *Journal of Biological Chemistry,* o.O.: 1952; 99:415
3. Owen, O.E., et al: "Brain Metabolism during Starvation", in: *J Clin Invest*, o.O.: 1967:46,1589-1595
4. Owen, O.E., et al: " Ketone Bodies as a Fuel for the Brain during Starvation", in: *Biochemistry And Molecular Biology Education*, 2005:33;4,246–251
5. Sato, K., et al: „Insulin, ketone bodies, and mitochondrial energy transduction," *The FASEB Journal*, o.O.: 1995;9,651-658
6. Owen, O. E., et al: „Brain metabolism during fasting", in: *Journal of Clinical Investigation,* o.O.: 1967,46, 1589–1595
7. Reichard, G., et al: „Ketone-body production and oxidation in fasting obese humans", in: *Journal of Clinical Investigation,* o.O.: 1974,33, 508–515
8. Van Itallie, T.B. und Nufert, T.H.: "Ketones: Metabolism's Ugly Duckling", in:, *Nutrition Reviews*, o.O.: 2003:61(10),327-341
9. Veech R. L., et al: „Ketone Bodies, Potential Therapeutic Uses",in: *IUBMB Life*, o.O.: 2001,51: 241–247
10. Kashiwaya, Y., et al: „D-b-Hydroxybutyrate protects neurons in models of Alzheimers and Parkinsons disease", in: *PNAS,* o.O.: 2000: 97: 5440-4
11. Sato, K., et al: „Insulin, ketone bodies, and mitochondrial energy transduction", in: *The Faseb Journal*, o.O.: 1995: 9: 651-8.
12. Greenberger, N.J., et al: „Absorption of medium and long chain triglycerides – Factors influencing their hydrolysis and transport", in: *Journal of Clinical Investigation*, o.O.: 1966; 45(2):217-227
13. Greenberger, N.J., et al: „Medium-chain triglycerides – Physiologic considerations and clinical implications", in: *New England Journal of Medicine*, o.O.: 1969; 280(19):1045-1058

Kapitel 4

1. Adler, M. und Anemueller, H.: „Über Verträglichkeit und Auswirkung neuer mit essenziellen Fettsäuren angereicherter MCT-Diätfette einschließlich der Ergebnisse einer Pilotstudie", in: ZÄN Ärztezeitschrift für Naturheilverfahren, o.O.: 1997,3(38):167-178
2. Kabara J.J., et al: „Fatty Acids and Derivates as Antimicrobial Agents", in: *Antimicrobial Agents and Chemotherapy*, o.O.: 1972; 3-28
3. Kabara J.J.: „Toxicological, Bateriological and Fungicidal Properties of Fatty Acids and Some Derivatives", in: *JAOCS*, o.O.: 1979; 6:760
4. Hierholzer, J.C. und Kabara, J.J.: „In vitro effects of monolaurin compounds on enveloped RNA and DNA viruses", in: *Journal of Food Safety*, o.O.: 1982;4:1)

5. Isaacs, C.E., et al: „Antiviral and antibacterial lipids in human milk and infant feed formula feeds", in: *Archives of Disease in Childhood*, o.O.: 1990; 5:861-864

6. Isaacs, C.E., et al: „Membrane disruptive effect of human milk; inactivation of enveloped viruses", in: *Journal of Infectious Diseases*, o.O.: 1986; 54:966-971

7. Isaacs, C.E., et al: „Inactivation of enveloped viruses in human body fluids by purified lipid", in: *Annals of the New York Acedemy of Sciences*, o.O.: 1994; 24:457

8. Thormar, H., et al: „Inactivation enveloped viruses and killing of cells by fatty acids and monoglycerides", in: *Antimicrobial Agents and Chemotherapy*, o.O.: 1987; 1:27

9. Dayrit, C.S.: „Coconut Oil in Health and Disease: Its and Monolaurin's Potential Cure for HIV/AIDS", Paper presented at the 37th Annual Cocotech Meeting, Chennai, India, July 25, 2000

10. Tayac E., et al.: „Monolaurin and Coconut Oil as Monotherapy for HIV_AIDS", Pilot Trial. Zur Veröffentlichung

11. Bergsson, G., et al: „Killing of Gram-positive cocci by fatty acids and monoglycerides", in: *Acta Pathologica, Microbiologica et Immunologica Scandinavica*, o.O.: 2001; 09(10):670-678

12. Bergsson, G., et al: „In vitro inactivation of Chlamydia trachomatis by fatty acids and monoglycerides", in: *Antimicrobial Agents and Chemotherapy*, o.O.: 1998; 2:2290

13. Holland, K.T., et al: „The effect of glycerol monolaurate on growth of, and production of toxic shock syndrome toxin-1 and lipase by Staphylococcus aureus", in: *Journal of Antimicrobial Chemotherapy*, o.O.: 1994; 3:41)

14. Petchow, B.W., et al: „Susceptibility of Helicobacter pylori to bacteriocidal properties of medium-chain monoglycerides and free fatty acids", in: *Antimicrobial Agents and Chemotherapy*, o.O.: 996;40:302-306

15. Wan, J.M. und Grimble, R.F.: „Effect of dietary linoleate content on the metabolic response of rats to Escherischia coli endotoxin", in: *Clinical Science*, o.O.: 1987; 2(3):383-385

16. Wang, L.L. und Johnson, E.A.: „Inhibition of Listeria monocytogens by fatty acids and monoglycerides", in: *Applied and Environmental Microbiology*, o.O.: 1992; 8:624-629

17. Bergsson, G., et al: „In vitro killing of Candida albicans by fatty acids and monoglycerides", in: *Antimicrobial Agents and Chemotherapy*, o.O.: 2001; 5(11):3209-3212

18. Chowhan, G.S., et al: „Treatment of Tapeworm infestation by coconut (Concus nucifera) preparations, in: *Association of Physicians of India Journal*, o.O.: 1985; 3:207

19. Greenberger, N.J., et al: „Absorption of medium and long chain triglycerides - Factors influencing their hydrolysis and transport", in: *Journal of Clinical Investigation*, o.O.: 1966; 45(2):217-227

20. Arranza, J. L.: „The Dietary Fat Produced in Asian Countries and Human Health", Paper presented at the 7th Asian Congress of Nutrition in Beijing, October 8, 1995

21. Vigen K. Babayan: „Medium chain length fatty acid esters and their medical and nutritional applications", in: *Journal of the American Oil Chemists' Society*, o.O.: 1981:58;1

22. Kasper, H.: „Die Bedeutung von Triglyzeriden mittelkettiger Fettsäuren (mct) für die diätetische Behandlung gastroenterologischer Erkrankungen", in: *Ernährungsmedizin und Diätetik*, Urban & Schwarzenberg, München 1985, S. 260

23. Nanjii, A.A., et al: „Dietary saturated fatty acids: A novel treatment for alcoholic liver disease", in: *Gastroenterology*, o.O.: 1995; 09(2)

24. Kono, H., et al: „Medium-chain triglycerides inhibit free radical formation and TNF-alpha production in rats given enteral ethanol", in: *American Journal of Physiology, Gastrointestinal and Liver Physiology*, o.O.: 200;278(3)

25. Witcher, K.J., et al: „Modulation of immune cell proliferation by glyerol monolaurate", in: *Clinical and Diagnostic Laboratory Immunology*, o.O.: 1996;3:10-13

26. Kono, H., et al: „Medium-chain triglycerides enhance secretory IgA expression in rat intestine after administration of endotoxin", in: *American Journal of Physiology, Gastrointestinal and Liver Physiology*, o.O.: 2004; 86;G1081-1089

27. Lim-Sylianco, C.Y., et al: „Antigenotoxic effect of bone marrow cells of coconut oil versus soybean oil" in: *Philippine Journal of Coconut Studies*, o.O.: 1992;2:6-10

28. Lim-Sylianco, C.Y., et al: „Comparison of Germ Cell Antigenotoxic Activity of Non-Dietary and Dietary Coconut Oil and Soybean Oil", in: *Philippine Journal of Coconut Studies*, o.O.: 1992; VII 2:6-10

29. Projan, S.J., et al: „Glycerol monolaurate inhibits the production of â-lactamase, toxic shock syndrome toxin-1 and other Staphylococcal exoproteins by interfering with signal transduction", in: *Journal of Bacteriology*, o.O.: 1994; 76:4204:4209

30. Tantibhedhyangkul, P, et al: „Effects of ingestion of long-chain and medium-chain triglycerides on glucose tolerance in man", in: *Diabetes*, o.O.: 1967; 6(11):796-799

31. Marten, B.: „Untersuchungen zum Einfluss diätetischer Fette (MCT vs. LCT) auf die Fettassimilation und die Pathogenese der Insulinresistenz bei Ratten", Dissertation zur Erlangung des Doktorgrades der Agrar- und Ernährungswissenschaftlichen Fakultät der Christian-Albrechts-Universität zu Kiel, 2005

32. Kraegen, E.W., et at: „Triglycerides, fatty acids and insulin resistance hyperinsulinemia", in: *Experimental and Clinical Endocrinology & Diabetes*, o.O.: 2001; 09(4):S516-S526)

33. Folsom, A.R., et al: „Relation between plasma phospholipid saturated fatty acids and hyperinsulinemia", in: *Metabolism*, o.O.: 1996; 5(2):223-228

34. Oakes, N.D., et al: „Mechanisms of liver and muscle insulin resistance induced by chronic high-fat feeding", in: *Diabetes*, o.O.: 1997; 6(11):1768-1774

35. Roden, M., et al: „Mechanism of free fatty acid-induced insulin resistance in humans", in: *Journal of Clinical Investigation,* o.O.: 1996; 7(12):2859-2865

36. Griffin, M.E., et al: „Free fatty acid-induced insulin resistance is associated with activation of protein kinase C theta and alterations in the insulin signaling cascade", in: *Diabetes,* o.O.: 1999; 48(6):1270-1274

37. Wolfe, R.R.: „Metabolic interactions between glucose and fatty acids in humans", in: *American Journal of Clinical Nutrition,* o.O.: 1998; 67(3):519S-526S

38. Manco, M, et al: „The ingestion of saturated fatty acid triacylglycerols acutely affects insulin secretion and insulin sensitivity in human subjects", in: *British Journal of Nutrition,* o.O.: 2004; 2(6):895-903

39. Turner, N., et al: „Enhancement of muscle mitochondrial oxidative capacity and alterations in insulin action are lipid species dependent: potent tissue-specific effects of medium chain fatty acids", in: *Diabetes,* o.O.: 2009; 8:2547-2554.

40. Eckel, R.H, et al: „Dietary substitution of mediumchain triglycerides improves insulin-mediated glucose-metabolism in NIDDM subjects", in: *Diabetes,* o.O.: 1992; 1(5):641-647

41. Yost, T.J., et al: „Dietary substitution of medium-chain triglycerides in subjects with non-insulin-dependent diabetes-mellitus in an ambulatory setting – Impact on glycemic control and insulin-mediated glucose-metabolism", in: *Journal of the American College of Nutrition,* o.O.: 1994; 3(6):615-622

42. Garfinkel, M., et al: „Insulinotropic potency of lauric acid: a metabolic rationale for medium chain fatty acids (MCF) in TPN formulation", in: *J Surg Res,* o.O.: 1992; 2:328-333

43. Opara, E.C., et al: „Effect of fatty-acids on insulin release – Role of chain-length and degree of unsaturation", in: *American Journal of Physiology,* o.O.: 1994; 66(4):E635-E639

44. Madison, L.L., et al: „Hypoglycemic action of ketones .2. Evidence for stimulatory feedback of ketones on pancreatic beta cells", in: *Journal of Clinical Investigation,* o.O.: 1964; 3(3):408-415

45. Veech, R. L., et al: „Ketone Bodies, Potential Therapeutic Uses", in: *IUBMB Life,* o.O.: 51:241–247,2001

46. Cahill, G.F. und Aoki, T.T.: „Alternate fuel utilization in brain", in: *Cerebral Metabolism and Neural Function,* Williams&Wilkins, Baltimore 1980:234–242

47. Cahill, G.F. und. Veech, R.L.: „Ketoacids? Good Medicine?" In: *Transactions of the American Clinical and Climatological Association,* o.O.: 2003; 14

48. Kashiwaya, Y., et al: „D-b-Hydroxybutyrate protects neurons in models of Alzheimers and Parkinsons disease", in: *PNAS,* o.O.: 2000:97:5440-4

49. Veech, R.L., et al: „Ketone Bodies, Potential Therapeutic Uses", in: *IUBMB Life,* o.O.: 2001,51:241–247

50. Veech, R.L.,: "The therapeutic implications of ketone bodies: the effects of ketone bodies in pathological conditions: ketosis, ketogenic diet, redox states, insulin resistance, and mitochondrial metabolism," in: *Prostaglandins, Leukotrienes and Essential Fatty Acids,* o.O.: 2004; 0,309-319

51. Sato, K., et al: „Insulin, ketone bodies, and mitochondrial energy transduction", in: *The Faseb Journal,* o.O.: 1995:9:651-8

52. Tieu, K., et al: „D-beta-hydroxybutyrate rescues mitochondrial respiration and mitigates features of Parkinson disease", in: *J Clin Invest,* o.O.: 2003; 12(6):892-901

53. Van Itallie, MD T.B., et. al: „Treatment of Parkinson disease with diet-induced hyperketonemia: A feasibility study", in: *Neurology,* o.O.: 2005; 4:728–730

54. Huttenlocher, P.R., et al: „Medium chain triglyceride as a therapy for intractable childhood epilepsy", in: *Neurology,* o.O.: 1971; 1:1097

55. Schwartzkroin, P.A.: „Mechanisms underlying the anti-epilepic efficacy of the ketogenic diet", in: *Epilepsy Res,* o.O.: 1999; 7:171-80

56. Meade, C.J. und Mertin, J.: „Fatty acids and immunity", in: *Adv Lipid Res* 1978; 6:127-165

57. Uldall, PR, et al: „Unsaturated fatty acids and renal transplantation", in: *Lancet* 1974; ii: 514

58. Pearce, M L und Dayton, S.: „Incidence of cancer in men on a diet high in poly-unsaturated fat", in: *Lancet,* o.O.: 1971;i:464

59. Whealan, J.: „Polyunsaturated fatty acids: signalling agents for intestinal cancer", in: *Nutr Today,* o.O.: 1997; 2:213

60. Manami Inoue, MD, PhD, et al: „Diabetes Mellitus and the Risk of Cancer, Results From a Large-Scale Population-Based Cohort Study in Japan", *Arch Intern Med* 2006; 66:1871-1877

61. Stattin P, et al: „Prospective study of hyperglycemia and cancer risk", *Diabetes Care* 2007; 30: 561-567

62. Holm, E.:Stoffwechsel und Ernährung bei Tumorkrankheiten: Analysen und Empfehlungen, Thieme, Stuttgart; 2007

63. Seddon, J.M., et al: „Progression of age-related macular degeneration: association with dietary fat, transunsaturated fat, nuts, and fish intake", in: *Arch Ophthalmol,* o.O.: 2003; 21(12):1728-1737

64. Ouci, M., et al: „A novel relation of fatty acid with age-related macular degeneration", in: *Ophthalmologica,* o.O.2002; 16(5):363-367

65. Seddon, J.M., et al: „Dietary fat and rist for advanced age-related macular degeneration", in: *Arch Ophthalmol,* o.O.: 2001; 19(8):1191-1199

66. Francois, C.A., et al: „Acute effects of dietary fatty acids on the fatty acids of human milk", in: *American Journal of Clinical Nutrition,* o.O.: 1998; 7:301

67. Chen, Z.Y., et al: „Breast Milk Fatty Acid Composition: A Comparative Study Between Hong Kong and Chongqing Chinese", in: *Lipids,* o.O.: 1997; 2:1061-1067

68. Crouch, A.A., et al: „Effect of human milk and infant fomulae on adherence of Giardia intestinalis", in: *Transactions of the Royal Society of Tropical Medicine and Hygiene,* o.O.: 1991; 5:617

69. Issacs, C.E. and Thormar, H.: „The role of milk-derived antimicrobial lipids as antiviral and antibacterial agents in Immunology of Milk and the Neonate" (Mestecky, J. et al. Eds), o.O.: 1991, Plenum Press

70. Isaacs , C.E., et al: „Antiviral and antibacterial lipids in human milk and infant formula feeds", in: *Archives of Disease in Childhood,* o.O.: 1990; 5:861-864

71. Isaacs, C.E., et al: „Membrane disruptive effect of human milk; inactivation of enveloped viruses", in: *Journal of Infectious Diseases,* o.O.: 1986; 54:966-971

72. Isaacs, C.E., et al: „Antiviral and antibacterial lipids in human milk and infant formula feeds" in: *Archives of Disease in Childhood,* o.O.: 65:861-864;1990

73. Isaacs, C.E., et al: „Addition of lipases to infant formulas produces antiviral and antibacterial activity", in: *Journal of Nutritional Biochemistry,* o.O.: 3:304-308;1992.

74. Jensen, R.G.: „Lipids in Human Milk", in: *Lipids,* o.O.: 1999; 4:1243-1271

75. Kabara, J.J.: „Lipids as host-resistance factors of human milk", in: *Nutr Rev,* o.O.: 38:65, 980

76. Reiner, D.S., et al: „Human milk kills Giardia lamblia by generating toxic lipolytic products", in: *Journal of Infectious Diseases,* o.O.: 1986; 54:825

77. Welsh, J.K. und May, J.T.: „Anti-infective properties of breast milk", in: *J Pediatrics* 94,1-9,1979

78. Hasihim, S.A., et al: „Medium chain triglyceride in early life: Effects on growth of adipose tissue", in: *Lipids,* o.O.: 1987; 2

79. Vaidya, U.V., et al: „Vegetable oil fortiefied feeds in the nutrition of very low birthweight babies", in: *Indian Pediatr.* o.O.: 1992; 9(12):1519

80. Intengan, C.L., et al: „Structured lipid of coconut and corn oils vs. soybean oil in the rehabilitation of malnourished children: a field study", in: *Philipp J Intern Med,* o.O.: 1992; 0(30):159-164

81. Tantibhedhyangkul, P. und Hashim, S.A.: „Medium-chain triglyceride feeding in premature infants: effects on calcium and magnesium absorption", in: *Pediatrics,* o.O.: 1978; 1(4):537

82. Prior, I.A., et al: „Cholesterol, coconuts and diets in Polynesian atolls – a natural experiment; the Pukapuka and Toklau island studies", in: *Am J Clin Nutr,* o.O.: 1981; 4:1552-1561

83. Kintanar, Q.L.: „Is coconut oil hypercholesterolemic and atherogenic? A focused review of the literature", in: *Trans Nat Acad Science and Techn,* o.O.: 1988; 0:371-414

84. Blackburn, G.L., et al: „A reevaluation of coconut oil's effect on serum cholesterol and atherogenesis", in: *J Philipp Med Assoc,* o.O.: 1989; 5(1):144-152

85. Kaunitz, H. und Dayrit, C.S.: „Coconut oil consumption and coronary heart disease", in: *Philip J Intern Med,* o.O.: 1992; 0:165-171

86. Danesh, J. und Collins, R.: „Chronic infections and coronary heart disease: Is there a link?" In: *Lancet,* o.O.: 1997:350

87. Muhlestein, J.B.: „Chronic infection and coronary artery disease", in: *Clinical Cardiology,* o.O.: 2003; 1(3)

88. Raza-Ahmad, A., et al: „Evidence of type 2 herpes simplex infection in human coronary arteries at the time of coronary artery bypass surgery", in: *Can J Cardiol,* o.O.: 1995; 1(11):1025-1029

89. Morrison, H.I., et al: „Periodontal disease and risk of fatal coronary heart and cerebrovaskular disease", in: *J Cardiovasc Risk,* o.O.: 1999;6(1):7-11

90. Gura, T.: „Infections: A cause of artery-clogging plaques?" In: *Science,* o.O.: 1998:281

91. Felton, C.V., et al: „Dietary polyunsaturated fatty acids and composition of human aortic plaques", in: *Lancet,* o.O.: 1994; 44:1195-1196

92. Bourque, C., et al: „Consumption of oil composed of medium chain triglycerols, phytosterols and N-3 fatty acids improves cardiovascular risk profile in over-weight women", in: *Metabolism,* o.O.: 2003; 2(6):771-777

93. Mendis, S., et al: „The effects of replacing coconut oil with corn oil on human serum lipid profiles and platelet derived factors active in atherogenesis", in: *Nutrition Reports International* o.O.: 1989; 0(4)

Kapitel 5

1. Wolcott, W.: *Essen, was mein Körper braucht,* Kirchzarten: VAK-Verlag, 2002

2. Deutsches Institut für Ernährungsmedizin und Diätetik, Nutzen und Anwen-dung von mittelkettigen Triglyzeriden (MCT-Fetten) zur Vorbeugung und Behandlung von Übergewicht

3. Geliebter, A.: „Overfeeding with medium-chain triglycerides diet results in diminis-hed deposition of fat", in: *American Journal of Clinical Nutrition,* o.O.: 1983; 7:104

4. Baba, N.: „Enhanced thermogenesis and diminished deposition of fat in respon-se to overfeeding with a diet containing medium chain triglycerides", in: *Am J Clin Nutr,* o.O.: 1982; 5(4):678-82

5. Scalfi, L., et al: „Postprandial thermogenesis in lean and obese subjects after meals supplemented with medium-chain and long-chain triglycerides", in: *Ame-rican Journal of Clinical Nutrition,* o.O.: 1991; 3:1130-1133

6. St-Onge, M. und Jones, P.J.H.: „Physiological effects of medium-chain triglyce-rides: potential agents in the prevention of obesity", in: *Journal of Nutrition,* o.O.: 2002; 32(3):329-332)

7. Han, J., et al: „Effects of dietary medium-chain triglyceride on weight loss and insulin sensitivity in a group of moderately overweight free-living type 2 diabe-tic Chinese subjects", in: *Metabolism,* o.O.: 56(7),985-991

8. Dulloo, A.G., et al: „Twenty-four hour energy expenditure and urinary catecho-lamines of humans consuming low-to-moderate amounts of medium-chain tri-glycerides: a dose-response study in a human respiratory chamber", in: *Eur J Clin Nutr,* o.O.: 1996; 0(3):152-158

9. Baba, N.: „Enhanced thermogenesis and diminished deposition of fat in respon-se to overfeeding with a diet containing medium chain triglycerides", in: *Am J Clin Nutr,* o.O.: 1982; 5(4):678-82

10. Scalfi, L., et al: „Postprandial thermogenesis in lean and obese subjects after meals supplemented with medium-chain and long-chain triglycerides", in: *Ame-rican Journal of Clinical Nutrition,* o.O.: 1991; 3:1130-1133

Kapitel 6

1. Harman, D.: „Free radical theory of aging", in *Free radicals, aging and degenerative diseases* 1986, o.O, John Wiley & Sons
2. Rele, A.S. und Mohile, R.B.: „Effect of mineral oil, sunflower oil, and coconut oil on prevention of hair damage", in: *J Cosmet Sci,* o.O.: 2003; 4(2):175-192

Kapitel 8

1. Fife, Bruce, N.D.: Cooking with Coconut Flour, Colorado Springs, Picadilly Books, 2005
2. Anderson, J.W., et al: „Health benefits and practical aspects of high-fiber diets", in: *American Journal of Clinical Nutrition,* o.O.: 1994; 9:1242-1247
3. Trinidad, T.P., et al: „Dietary fiber from coconut flour: A functional food", in: *Innovative Food Science & Emerging Technologies,* o.O.: 2006;7(4):309-317
4. Valdez, D.H., et al: „Glycaemic index of different coconut (Cocos nucifera)-flour products in normal and diabetic subjects", in: *Br J Nutr,* o.O.: 2003; 0(3):551-6
5. Olurin, E.O., et al: „Intravenous coconut water therapy in surgical practice", in: *WAMJ,* o.O.: 1972; 1:124-131
6. Anzaldo, F.E., et al: „Chemical composition of coconut water as related to its use in intravenous therapy", in: *Science Review,* o.O.: 1973; 4:10-16
7. Krishna, G.G., et al: „Increased blood pressure during potassium depletion in normotensive men", in: *N Engl J Med,* o.O.: 1989; 20:117-1182
8. Whelton, P.K., et al: „Effects of oral potassium on blood pressure", in: *JAMA,* o.O.: 1997; 77:1624-1632
9. Ascherio, A., et al: „Intake of potassium, magnesium, calcium and fiber and risk of stroke among US men", in: *Circulation,* o.O.: 1998; 8:1198-1204
10. Macalag, E.V., et al: „Bukolysis: young coconut water renoclysis for urinary stone dissolution", in: *Int Surg,* o.O.: 1987; 2:247
11. Poblete, G.S., et al: „The effect of coconut water on intraocular pressure of normal subjects", in: *Philipp J Ophthal,* o.O.: 1999:24:3-5

Kapitel 9

1. Solomons, N.W. und Orozco, M.: „Alleviation of vitamin A deficiency with palm fruit and it products", in: *Asia Pac J Clin Nutr,* o.O.: 2003; 2:373-384
2. Benade, A.J.: „A place for palm fruit oil to eliminate vitamin A deficiency", in: *Asia Pac J Clin Nutr,* o.O.: 2003; 2:269-372
3. Sivan, Y.S., et al: „Impact of Vitamin A supplementation through different dosages of red palm oil and retinol palmitate on preschool children", in: *J Trop Pediatr,* o.O.: 2002; 8:24-28
4. World Health Organisation, 1991. Prevention of childhood blindness. *WHO,* Geneva
5. Cottrell, R.C.: „Nutritional aspects of palm oil", in: *Am. J. Clin. Nutr,* o.O.: 1991; 3:989S-1009S
6. Krinsky, N.I.: „Actions of carotenoids in biological systems", in: *Ann Rev Nutr,* o.O.: 1993; 3:561-588

7. Verhe, R., et al: „Influence of refining of vegetable oils on minor components", in: *Journal of Oil Palm Research*, o.O.: 2006;4:168

8. Park. S.R.: „Stability of tocopherols and tocotrienols extracted from unsaponifiable fraction of rice bran under various temperature and oxygen condition", Vortrag 2004, 4th International Crop Science congress

9. Walton, J.R. und Packer, L.: „Free radical damage and protection: relationship to cellular aging and cancer", In: *Vitamin E, a Comprehensive Treatise*, ed. L.J. Machlin, Marcel Dekker, Inc. New York 1980:495-517

10. Komiyama, K., et al: „Studies on the biological activities of tocotrienols", in: *Chem Pharm Bull*, o.O.: 1989; 7:1369-1371

11. Serbinova, E., et al: „Free radical recycling and intermembrane mobility in the antioxicant properties of alpha-tocopherol and alpha-tocotrienol", in: *Free Radic Biol Med*, o.O.: 1991; 0:263-275

12. Das, S., et al: „Cardioprotection with palm tocotrienol: antioxidant activity of tocotrienol is linked with the ability to stabilize proteasomes", in: *Am J Physiol Heart Circ Physiol*, o.O.: 2005; 89:H361-367

13. Suarna, C., et al: „Comparative antioxidant activity of tocotrienols and other natural lipid-soluble antioxidants in a homegenous system, and in rat and human lipoproteins", in: *Biochem Biophys Acta*, o.O.: 1993; 166:163-170

14. Tomeo, A.C., et al: „Antioxidant effect of tocotrienols in patients with hyperlipidemia and carotid stenosis", in: *Lipids*, o.O.: 1995; 0:1179-1183

15. Goh, S.H., et al: „Inhibition of tumor promotion by various palm oil tocotrienols", in: *Int J Cancer*, o.O.: 1994; 7:529-531

16. Guthrie, N., et al: „Inhibition of breast cancer cell growth by tocotrienols", in: *FASEB J*, o.O.: 1993;7:A70

17. Guthrie, N., et al: „In vitro inhibition of proliferation of receptor-positive MCF-7 human breast cancer cells by palm oil tocotrienols", in: *FASEB J*, o.O.: 19959:A988

18. Nesaretman, K., et al: „Tocotrienol-rich fraction from palm oil and gene expression in human breast cancer cells", in: *Ann N Y Acad Sci*, o.O.: 2004; 031:143-157

19. Sylvester, P.W und Shah, S.J.: „Mechanisms mediating the antiproliferative and apoptotic effects of vitamin E in mammary cancer cells", in: *Front Biosci*, o.O.: 2005; 0:699-709

20. Wada, S., et al: „Tumor suppressive effects of tocotrienol in vivo and in vitro", in: *Cancer Lett*, o.O.: 2005; 29:181-191

21. Bostick, R.M., et al: „Reduced risk of colon cancer with high intake of vitamin E: The Iowa Women´s Health Study", in: *Cancer Res*, o.O.: 1993; 3:4230-4237

22. Srivastava, J.K. and Gupta, S. Tocotrienol-rich fraction of palm oil induces cell cycle arrest and apoptosis selectively in human prostate cancer cells, o.O, *Biochem Biophyss Res Commun* 2006; 46:447-453

23. Adam, S.K., et al: „Heating Reduces Vitamin E Content in Palm and Soy Oils", in: *Malaysian Journal of Biochemistry and Molecular Biology*, o.O.: 2007; 5(2):76-79

Weiterführende Literatur

Dietl, H. und Ohlenschläger, G.: *Handbuch der Orthomolekularen Medizin*, Heidelberg, 1994

Enig, M. G., Ph.D.: *Know Your Fats*, Silver Spring, Bethesda Press, 2001

Enig, M. G., Ph.D. & Fallon, S.: *Eat fat, loose fat*, New York, Plume, 2005

Enig, M. G., Ph.D.: *Coconut Oil: An Anti-bacterial, Anti-viral Ingredient for Food, Nutrition and Health*, AVOC Lauric Symposium, Manila, Philippines, Oct. 17. 1997

Erasmus, Udo: *Fats and Oils*, Burnaby, alive books, 1986

Fallon, S., and Enig, M., Ph.D.: *Nourishing Traditions*, Washington, NewTrends Publishing Inc., 1999

Fife, Bruce, N.D.: *The Coconut Oil Miracle*, New York, Avery, 2004

Fife, Bruce, N.D.: *Coconut Cures*, Colorado Springs, Picadilly Books, 2005

Fife, Bruce, N.D.: *Cooking with Coconut Flour*, Colorado Springs, Picadilly Books, 2005

Fife, Bruce, N.D.: *Eat fat, look thin*, Colorado Springs, Picadilly Books, 2002

Fife, Bruce, N.D.: *The Palm Oil Miracle*, Colorado Springs, Picadilly Books, 2007

Fife, Bruce, N.D.: *Coconut Lovers Cookbook*, Colorado Springs, Picadilly Books, 2004

Fife, Bruce, N.D.: *Coconut Water*, Colorado Springs, Picadilly Books, 2008

Gonder, U.: *Fett*, Stuttgart, S. Hirzel Verlag, 2004

Koerber, Männle, Leitzmann: *Vollwert-Ernährung*, Heidelberg, Haug-Verlag, 1981

Krist, S., Buchbauer, G., König, J., Klausberger, C.; *Lexikon der pflanzlichen Fette und Öle*, Springer, Wien, 2008

MacBean, V.: *Coconut Cookery*, Berkeley, Frog Ltd., 2001

Ravnskov, Uffe, MD, Ph.D, *Mythos Cholesterin: Die größten Irrtümer*, Stuttgart, Hirzel, S; 2008

Smith, R.L.: *The Cholesterol Conspiracy*, St. Louis, Wareen H. Green Inc., 1991

Souci, Fachmann, Kraut: *Lebensmitteltabelle für die Praxis*, Suttgart, Wissenschaftliche Verlagsgesellschaft, 1991

Wolcott, W.: *Essen, was mein Körper braucht*, Kirchzarten, VAK-Verlag, 2002

Die wichtigsten Internetseiten
zum Thema

www.coconutresearchcenter.org
> Ausführliche Informationen von Bruce Fife sowohl über Kokosprodukte als auch über Rotes Palmöl.

www.coconut-info.com
> Viele Artikel über Kokosöl

www.coconutketones.com
> Informationen über den Zusammenhang zwischen Ketonen und Morbus Alzheimer sowie Dr. Newports Erfolge.

www.lauric.org
> Diverse Artikel über Laurinsäure

www.price-pottenger.org
> Website der Price-Pottenger-Foundation, diverse Artikel über Kokosöl

Über den Autor

Peter Königs ist Heilpraktiker und beschäftigt sich seit mehr als 30 Jahren mit Fragen der Ernährung. Seit 1994 arbeitet er außerdem mit William Wolcotts Methode des *Metabolic Typing* (Ernährung nach dem Stoffwechseltyp), die er offiziell in Europa vertritt. Peter Königs bietet regelmäßig Seminare über typgerechte Ernährung an.

Internet: www.ernaehrungstyp.com

William L. Wolcott, Trish Fahey:

Essen, was mein Körper braucht

Metabolic Typing –
die passende Ernährung für jeden Stoffwechseltyp

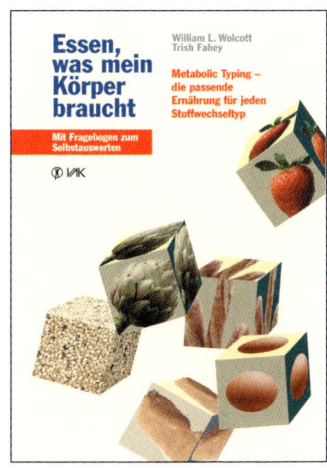

Es gibt viele Ernährungsarten, die Gesundheit und Leistungsfähigkeit versprechen. Und jede hat ihren Platz und funktioniert – nur eben nicht für jeden. Der Grund: Menschen unterscheiden sich in vielen Facetten ihres Stoffwechsels. Was für den einen gesund und leistungsfördernd ist, ist dem anderen abträglich. Diese neue Methode bestimmt die vielen individuellen Facetten des eigenen Stoffwechsel-Typs mit einem umfangreichen Fragebogen zum Selbstauswerten. So kann jeder die Ernährung finden, die ihm entspricht und die ihm gut tut.

302 Seiten, 20 Abb. und zahlr. Tabellen, Hardcover (15 x 21,5 cm)
ISBN 978-3-3-935767-08-8

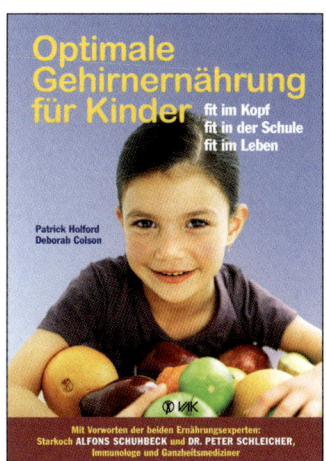

Patrick Holford, Deborah Colson:

Optimale Gehirnernährung für Kinder

fit im Kopf – fit in der Schule – fit im Leben

Was wir essen, entscheidet über unsere körperliche und geistige Gesundheit und sogar über die Leistungsfähigkeit unseres Gehirns. Wie wichtig es ist, von Anfang an für eine „gehirnfreundliche" Ernährung zu sorgen (die auch noch gut schmeckt), wird in diesem Ratgeber eindringlich vor Augen geführt. Sogar Lern- und Verhaltensprobleme, wie Lese-Rechtschreib-Schwäche und ADHS, lassen sich mit der optimalen Ernährung sehr günstig beeinflussen. Die bekanntesten Ernährungsexperten Großbritanniens erklären, worauf es ankommt beim richtigen Essen, geben alltagstaugliche, leicht umsetzbare und praktische Tipps und informieren über die Hintergründe verständlich und unterhaltsam.
296 Seiten, Paperback (16 x 22,5 cm)
ISBN 978-3-86731-020-8

Franz Binder, Josef Wahler:

Zucker – der süße Verführer

Alles Wissenswerte und praktische Gesundheitstipps

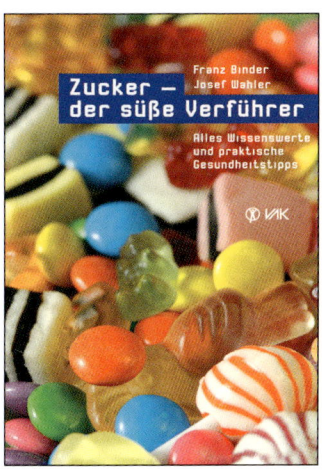

Rund 45 Kilo raffinierten Zucker jährlich nimmt der deutsche Durchschnittsverbraucher zu sich – eine süße, aber höchst ungesunde Lebensweise. Zucker macht nicht nur dick, sondern bedroht auch die Gesundheit. Dieser Gesundheitsratgeber hilft, den Zuckerkonsum ohne Verzichtgefühle zu reduzieren: Das praktische Anti-Zucker-Programm zeigt, wie man in nur sieben Schritten lernen kann, mit weniger oder sogar ganz ohne Zucker auszukommen. Mit umfassenden Informationen auf Basis neuester ernährungswissenschaftlicher Erkenntnisse und zahlreichen Tabellen, die den versteckten Zuckergehalt angeben.
176 Seiten, zahlreiche Tabellen, Paperback (13 x 20,5 cm)
ISBN 978-3-935767-37-8

Abonnieren Sie unseren Newsletter (gratis): www.vakverlag.de

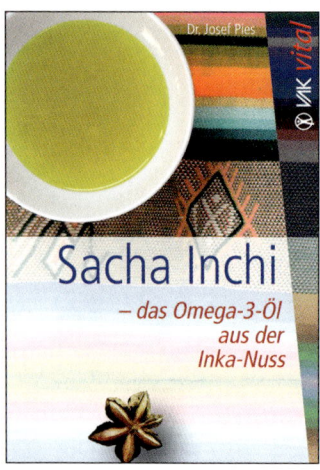

Dr. Josef Pies:
Sacha Inchi
das Omega-3-Öl aus der Inka-Nuss

Leseprobe unter: www.vakverlag.de

In den Anden schon lange als Heilmittel geschätzt, wurde das gesunde Öl aufgrund seiner optimalen Fettsäurenzusammensetzung von Omega-3, Omega-6 und Omega-9 jetzt auch in Europa „entdeckt": Das rein pflanzliche Öl übertrifft nicht nur alle bisher bekannten Speiseöle mit seinem Gehalt an ungesättigten Fettsäuren und gilt daher aus ernährungsphysiologischer Sicht als sehr wertvoll, sondern ist auch sehr lange haltbar. Zudem ist es ein ideales Öl für die Omega-3-Versorgung von Vegetariern. Auch in der Kosmetikproduktion wird das Öl zunehmend für die Pflege entzündlicher sowie trockener, reifer Haut eingesetzt. Sacha Inchi – ein Inka-Gold der ganz besonderen Art!
VAK Vital, 80 Seiten, Paperback (15 x 21,5 cm)
ISBN 978-3-86731-033-8

Dr. Josef Pies:
Die Açaí-Frucht
Das Vitalstoffpaket aus dem Tropenwald

Leseprobe unter: www.vakverlag.de

Bereits ein Teelöffel des Açaí-Fruchtmarks enthält so viele Antioxidanzien wie zwei große Äpfel oder fünf Bananen! Die brasilianische Açaí-Frucht übertrifft bei weitem jedes andere Obst oder Gemüse, denn sie ist ein äußerst potenter Radikalenfänger. Auch bei Sportlern steht sie hoch im Kurs. Die exotische Frucht zeichnet sich durch einen hohen Gehalt an essenziellen Aminosäuren und gesunden Fettsäuren aus, deren positive Wirkung wissenschaftlich schon lange belegt ist. Neben „leicht verdaulichen" Ausführungen zu Herkunft, Nährstoffgehalt und gesundheitsförderndem Potenzial enthält das Buch einen großen Rezeptteil, der köstliche Anregungen bietet.
VAK Vital, 88 Seiten, 26 Fotos, 5 Tabellen, Paperback (15 x 21,5 cm)
ISBN 978-3-86731-018-5

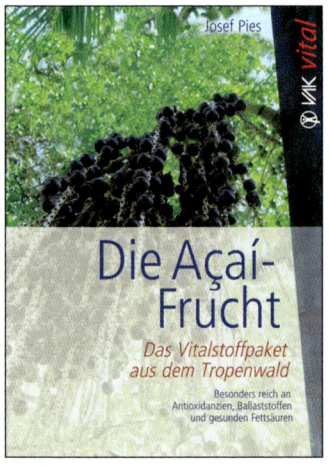

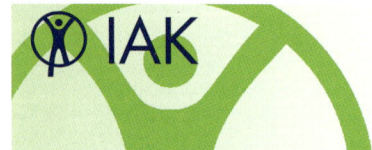

Institut für Angewandte Kinesiologie GmbH
Eschbachstraße 5 · D-79199 Kirchzarten
Tel. 0 76 61-98 71-0 · Fax 0 76 61-98 71-49
info@iak-freiburg.de · www.iak-freiburg.de

Am **IAK Institut für Angewandte Kinesiologie GmbH, Freiburg**, ist **Peter Königs** regelmäßig zu Gast und gibt Seminare zur **Ernährung nach dem Stoffwechseltyp** (Metabolic Typing) nach William Wolcott.

In über 20-jähriger Tätigkeit hat sich das IAK außerdem als die Plattform für **kinesiologische Ausbildungen** etabliert. Dank enger persönlicher Kontakte zu den Pionieren der Angewandten Kinesiologie präsentiert das Institut ständig die neuesten Entwicklungen. Darüber hinaus bietet das IAK seit einiger Zeit zahlreiche weitere Veranstaltungen an aus nicht-kinesiologischen Themenfeldern, u. a. auch mit vielen Autoren des VAK.

Informationen zu unseren vielfältigen Veranstaltungen können Sie unserer Homepage entnehmen: **www.iak-freiburg.de**. Gerne schicken wir Ihnen auch unser Kursprogramm zu. (Bitte mit 2 € frankierten Rückumschlag beilegen.)

Bestellen Sie unsere kostenlosen Kataloge: www.vakverlag.de